這一刻，我們緊緊相依

地球人老爸與星星少年的成長日記

蔡傑——日記
李翠卿——文字整理
蔡昭偉——著

【推薦序】

原來父母的愛是如此有力量

王意中／王意中心理治療所所長．臨床心理師

我們很容易先入為主，對自己所不熟悉的人事物畫地自限，同時，以自己的主觀經驗來認定眼前孩子的怪異；特別是罹患自閉症的孩子，更是一群非常容易被低估以及誤解的天使。

家有自閉兒的父母，在教養的路途上，就像是被迫跑了一場又一場四二．一九五公里的全馬。這永無止境的馬拉松賽事，不是為了與別人競逐較勁，努力爭取名次與獎勵，而是不得不為；沒人願意取代，也無人可取代的自我與親職挑戰。

在漫長的陪伴過程中，有人早早棄權、忍痛退場。有人不時拋出求救訊號，以尋求協助、支持。有人受困於他人異樣的眼光與無情嘲諷而落寞、沮喪。有人孤獨地，咬著牙，奮力跑著。這一幕、一幕又一幕自閉兒教養的艱辛、挫折、折騰、難耐，實不足為外人道。雖然，這苦澀中，偶爾也帶著一絲絲令人回甘的滋味。

誠摯推薦蔡昭偉（蔡傑爸）的第二本作品：《這一刻，我們緊緊相依》。書中，透過

蔡傑爸平實又貼近的文字，讓我們看見了，在自閉症照顧與教養上，父母陪伴的寫實心路歷程，以及令人動容與喜悅的孩子成長蛻變。

只是一般人或許很難理解，心想這些表現不就是一般孩子很自然而然就輕易學習到的能力嗎？但，很抱歉，這些看似在成長過程中，很容易發展出來的行為與能力，在自閉症孩子身上，卻是如登天高塔般難以企及。但蔡傑爸不甘於如此，而是能讓孩子往一般人靠近一步是一步，只是這每一步的跨越，談何容易？

有時，我們很容易只看到結果。在羨慕之餘，或妄自菲薄之下，卻忽略了現實中，父母與自閉症孩子是如何的努力與付出，才能抵達眼前如此的狀態。

《這一刻，我們緊緊相依》，讓我們看見了一位父親，如何懷著溫暖的愛與力量，透過一次又一次不妥協的練習、嘗試與挫折，走過這一段漫漫的陪伴路途。當然，這條路還沒有結束，未來還有更多複雜與艱難的挑戰橫在眼前。但我們相信，看見了蔡傑與蔡傑爸媽以及屬於你的勇氣，就會有希望。

原來自閉症孩子的潛能是如此的豐富，原來父母的愛是如此的有力量。

【推薦序】

受傷，其實不可怕

李偉文／牙醫師．作家．環保志工

這十年來很多人一路看著蔡傑的成長，雖然歷經千辛萬苦，但是這個回到地球的火星人，給了無數仍處在挫折與絕望中的家庭非常大的激勵；更重要的是，我們從傑爸的努力中，也學到許多陪伴孩子以及幫助他們學習的有效方法。

比如說，運動，極大量且持續的運動。傑爸認為運動活化了蔡傑原本沉睡的心靈，讓他感到快樂且充滿活力，甚至感受到生命的意義。的確，幾乎所有相關的研究都證明，運動不只對身體健康有幫助，對大腦的學習與成長也有關鍵性的影響。傑爸帶著蔡傑，練習直排輪、獨輪車，即便受傷，仍不退縮及逃避，傑爸說得對：受傷，其實並不可怕，可怕的是，你從不肯讓孩子受傷。

溫柔而堅定的要求，不管孩子如何暴怒，傑爸的表情與語氣永遠保持平和，但一定堅持要把事情完成，不管二個小時、四個小時，甚至十個小時，這種不放棄不妥協，也絕不逃避的堅定，才能讓孩子清楚知道，無論如何，就是要克服這個難關。

道理或許我們都懂，但是我們卻不忍，或忍不過去，如果連中度自閉與輕度智障的蔡傑，都能從封閉的自我世界回到人間，那麼我們哪能放棄任何一個孩子呢？溫柔而堅定地守護孩子，但是要忍得讓他們習慣挫折、習慣受傷，從而習慣去面對和處理，過程如同蔡傑與傑爸留下無數的血、淚、汗，雖然痛，但有什麼大不了的。傑爸說得好，人生就是要有痛，才有感覺，才懂得如何痛快活著！

「訓練」是他們父子的關鍵字，蔡傑日記裡寫著：「現在我很少發脾氣，也很少再哭了，因為我知道那些也沒用，不如趕快去練習。」

「不會的東西就是練習再練習，不管多久一定會成功完成一件事。」

讓思路完全不像地球人的蔡傑能體會到練習的重要，雖然傑爸輕描淡寫的說：「有訓練，就有進步，沒有訓練，就原地踏步。」但這個訓練可不是五次十次，而是歷經百次、千次，才能完成一個正常孩子輕而易舉可以做到的事。

這個世界是不公平的，不管家裡是不是有如蔡傑般身心障礙的孩子，還是健健康康正正常常，在這個高度競爭且容易挫折沮喪的時代，我們可否能讓每個孩子都能確認自己存在的價值，也都能找到可以貢獻給世界的能力？

《這一刻，我們緊緊相依》給了我們永不放棄的信心與勇氣，繼續溫柔而堅定地陪伴著每一位來到地球上的孩子。

【推薦序】

從鐵血父親到最堅定溫柔的守護者

花媽（卓惠珠）／幫助高功能自閉與亞斯伯格臉書部落格版主

啊？蔡傑爸在〈揮手男孩搭公車〉這篇文章發布才廣為人知？怎麼可能，我把他當偶像就算沒有十年，至少也有七八年了吧！

身為鐵粉，讀到「蔡傑的部落格」裡的文章，常感動地在文章下留言支持；當蔡傑爸得到華文部落格大獎，我雀躍到比自己得獎還誇張；在紀錄片《遙遠星球的孩子》的首映會上，看到蔡傑爸鐵血教育著蔡傑念〈小猴子的故事〉，那一幕沈可尚導演用充滿省思的全黑屏幕，來表現孩子的哭泣以及父親的等待。孩子的淚在臉上，或許有人會說蔡傑爸是虎父，但父母鞭策後的血淚與溫柔卻是外人所不知，不是某一個停格畫面就可以批判。這個畫面，從那一刻起便在我心上扎了根。

傑爸這本書對自閉症家庭全生涯教養觀及策略有很高的實用度，讀者不論深度閱讀或初步瀏覽，都能讀出不同的生命向度。以我自己身為資深輕度自閉兒家長的經歷，在讀這本書時，所有喜怒哀矜憂悲怒憐的情緒，紛紛擾擾總動員，而悔，曾多次出現。

其實不管輕度自閉或重度自閉，程度雖不同，經歷卻很一致。傑爸與蔡傑發生的日常事件，總能引我進入類似的時空背景，以〈揮手男孩搭公車〉一篇為例：我的孩子是輕度高功能自閉，在搭公車這件事上，他曾遭遇公車過站不停，以至於無法下車，只好搭到終點站，再往回走到學校。這樣的負面經驗，引發後來堅決不肯搭公車的後遺症。我就想著，如果是傑爸教我家孩子，他當會更早學會搭公車而不是放棄吧？他那因低張（注）而早發的僵直性脊椎炎應該不會那麼早發作，他可能會是更健康的狀態，也可能會寫出比現在更好的作文……

可當我在反覆懊惱時，又會被傑爸鼓舞，家長所營造的家庭氛圍與學習環境，是最能促進孩子成長的。是啊，曾為電腦講師的我，可不是讓孩子在3C環繞的環境中長大，最後具備了相當的電腦程式設計能力嗎？

注：肌肉張力低，以至於無法維持姿勢。

流血流淚流汗，煎熬十餘年後，我終於能在演講場上挺起胸膛，驕傲的對老師家長說：「我之所以能來演講，就是因為我是個成功的母親。有多成功呢？我的孩子領到第一份薪水就問我，母大（母親大人）我要給妳多少錢？」當然重點不是多少錢，而是孩子獨立了。孩子能獨立養活自己，不就是我們身心障礙家庭最終的期盼嗎？

傑爸從鐵血父親成為堅定溫柔的守護者，在這本書裡您會讀到因為先有了紀律、秩序、情緒穩定，如此所有的訓練才可長期進行，後面才能收穫，如同等候所有的支流匯流大江大海。看到傑爸寫〈十年磨一劍〉時，我心神領會著——只要用對方法陪伴孩子，你絕對可以懷抱希望看到孩子的進展！

【推薦序】

愛的本能，可以改變孩子的一生

洪蘭／中央大學認知神經科學研究所創所所長・臺北醫學大學講座教授

這本書印證了我在研究所時，老師說的一句話，「沒有不可教的孩子，如果這個孩子教不會，那是老師不會教」。

那一年，我在加州大學爾灣（Irvine）醫學院神經科作研究，有一個媽媽帶著她二歲半的兒子來求診，他是個典型自閉症的孩子，不會說話，沒有表情，也不懂別人臉上的表情，而且有強烈的固執性強迫症的現象，做所有事情都有一定的儀式，省略一步都不行。所以當測驗做完，醫生便告訴媽媽：你孩子是重度自閉，一輩子不會叫你媽媽了。這母親當場淚流不止（後來我們知道，不管證據有多充足，醫生絕對不可以把話講得太絕，必須留點空間給奇蹟，因為人的信心常會超越生理和物理的極限）。她回家後也是和蔡傑的父親一樣，把工作辭掉，全心全意教這個孩子。

當時她並不知道大腦中有鏡像神經元，孩子會在潛意識模仿別人動作的當下，在大腦中，活化做這個動作的運動皮質區。她只知道要孩子叫媽，她必須把這個動作拆解開來，一步一步的教予孩子。所以她在餵孩子吃飯，湯匙放進嘴裡時，說「啊」，湯匙抽出來時，說「媽」，她每一口飯都這樣「啊，媽」、「啊，媽」的重複做，一天三餐，一年三百六十五天。鍥而不捨從孩子二歲半做到五歲。有一天，當湯匙抽出來時，她的孩子說「媽」，從此這個孩子會說話。

我們當時好驚訝，因為教科書說重度自閉不會說話，這孩子明明就是一個重度自閉者，但是他說話了。我們就去問她，她說：「你教你的孩子是一遍、二遍時，我教我的孩子是一萬遍、二萬遍，我以『萬』為單位。」原來大腦有可塑性，會一直不停的依外面環境的刺激而改變內在神經的連接，這個母親用她母愛的本能，改變了她孩子的一生。

麥爾坎．葛拉威爾（M. Gladwell）在《異數》一書中說，「當一個行為做了一萬小時以後，他就是這個領域的專家」，蔡傑正是一個例證，他在不斷地練習獨輪車後，他前進後退運作自如，也成了專家。天下真的沒有不可教的孩子！

現在臺灣在推生命教育，很多老師不知道用什麼方式去感動孩子，讓他們感恩惜福，這本書正是教育「生命教育」的一本好書。人生本來就是不停的奮鬥，面對挫折的態度是：「下雨了，把傘打開。」不要浪費時間抱怨，兵來將擋，水來土掩，努力向前，豐收自然在望。

【推薦序】

以數萬光年計算的距離

彭玉燕／財團法人臺灣肯納自閉症基金會　董事長

自閉症又稱肯納症，屬於腦傷的一種，原因至今不明。罹患的機率，男女比為五比一，他們之中有少數人，個別在繪畫、音樂、數學上……有著超乎尋常的天分，也展現出令人驚訝的成績。他們可以終日沉浸其中，不求外在實質的回饋，彷彿這些是他的心靈伴侶，人生的唯一；卻在其他能力上，付之闕如，即使長大了，日常生活還是需要有人照顧。天才與白痴的界線，清晰又模糊，令人困惑！

就像孤懸天際的那顆星，清冷而孤獨的閃耀著。星星兒們旁若無人的自我，說著自己要說的話，做著自己想做的動作……他們的心與我們，相隔以數萬光年計。在身心障礙族群中，自閉症屬於極特殊的一群，很不容易被人了解與接受。他們大部分被醫師判定為智能不足，從他不會說話、說著神祕的語言、怪異的行為、拒絕學習、無法自理……家長很容易接受醫師的說法——智能不足。

蔡傑，一個伴隨智能障礙的肯納兒，從不會說話、無法分辨語義，到識字為文；他會騎腳踏車，甚至獨輪車；對於學習，從被動抗拒到主動靠近，成就一個多才多藝，身心健康的孩子。這一切，都是源自於一個父親對孩子的愛，不捨自閉兒的人生空轉、虛度光陰，所作的種種努力。

只有同為肯納兒的家長知道，這有多多多難！教養肯納兒，最困難不是他學不會，而是不想學！誰能拉著不想喝水的牛去喝水？還有孩子種種奇特的「儀式」與吵鬧的聲音，常常引人側目，甚至鄙視抗議。

傑爸以堅強的意志，放棄事業的成就與傳統主外的男性價值尊嚴，教育陪伴孩子成長。「無論等多久，爸爸都願意等……」終於，十年磨一劍，成績斐然。根據統計，肯納兒成年之後，可以工作獨立生活者，萬裡挑一，少之又少。即使孩子是人家眼中怪怪的老小孩，但他仍是父母一生，心之所繫，難捨難離。

這樣的家庭，不知凡幾!?不捨殷殷期盼的父母們孤軍奮鬥，也擔憂肯納兒的未來，既然父母們都在努力，如能齊聚大家的努力是否會更好，這也正是我在努力做的事。於此，引用一位自閉兒家長——柯菲蘭女士的分享：

我曾夢想著有「××之家」
可以同時接納我和我的星星王子
因為我不想在我垂垂老矣之際，匆匆的把他放在……

不熟悉的地方與陌生的人共處
那他將會多麼的可憐！
感謝主！
讓我遇到了，有著共同想法的夥伴
規畫設計著……
為孩子們收集「兄弟姊妹」
為我們自己收集「老伴」
一起共老的莊園
孩子有這麼多的「兄弟姊妹」陪伴、學習、成長
人生不會孤單
我們在了卻心願之餘，還可以有一群「老伴」
一起談笑風生頰，坐看雲起時
一起共創同享，下半場人生的幸福與自在

看見蔡傑爸的努力，對於許多自閉兒家庭來說，這本書可以說是活生生的教材。真心地感動父母們對自閉症子女的心血投注，願與大家共同分享此書。

目錄

推薦序

CHAPTER 1

星星少年的上學路

CHAPTER 2

星星少年的進化

CHAPTER 3

星星少年的心事

CHAPTER 4

地球人爸爸的愛與使命

專欄

蔡傑日記

附錄 蔡傑讀《一路上，有我陪你》心得

【楔子】
一生的準備，只為你

前一晚，失眠了……

晚上十點，蔡傑躺在床上，一直講著小時候的事情，那是三歲前的階段，我還滿懷著資優教育的美夢。

因為學生時期的我，略懂一些樂理及樂器，我為孩子買了一支二胡，滿懷雄心想把我會的東西，全部都教給孩子。

誰知道，老天開了我一個好大的玩笑，孩子是個有智能障礙的自閉兒。

我努力了一段時間，發現學樂器實在需要天分，尤其二胡又是沒有音階的樂器，以孩子當時的程度來說，真的太難了，加上孩子需要學習的東西實在太多，後來我也就把二胡收了起來，就這樣，封塵了八年。

我以為，蔡傑不會記得這個無緣的樂器，沒想到，他竟然主動提起了。

傑：「爸爸會不會變老？」

傑爸：「會啊，爸爸以後會禿頭，也會有白頭髮。」

傑：「不要變老。」

傑爸：「每個人都會老。」

傑：「爸爸會不會像小時候的爸爸？」

傑爸：「小時候？」

傑：「穿睡衣，教我拉二胡的年輕爸爸。」

想不到他居然還記得三歲時的事情，那時候孩子還沒發展出口語能力。

傑爸：「嗯，你怎麼還記得這件事情，你想學二胡嗎？」

傑：「爸爸不會煩惱，就不會變老。」

傑爸：「你如果想學二胡，爸爸就會變年輕。」

傑：「好……好……」

我們聊到十一點半，孩子才沉沉睡去。

原來，他一直記得以前還沒有進入語言發展階段的事情……

一聽到他親口說想學二胡，這下子，換我睡不著了，躺到半夜兩點，還是沒有睡意，乾脆起床，翻箱倒櫃找出以前在社團用的二胡……太久沒使用，用來擦弓弦的松香都脆掉了。

至於蔡傑小時候我買給他的那把二胡，因為是便宜貨，一打開，蛇皮破了，琴馬不見了，連弦跟千斤線都斷了……

糟糕，太久沒玩樂器，我好像也有些忘記線該怎麼綁了，還好還有一些備用的材料，反正也睡不著，就整理看看吧。

想不到，我終於可以等到這一天，孩

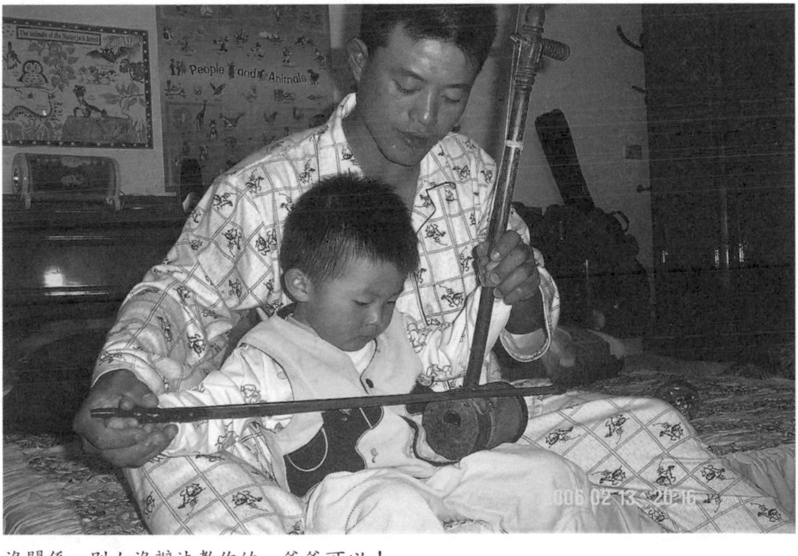

沒關係，別人沒辦法教你的，爸爸可以！

子說要學樂器，我只怕他不開口，只要他願意開口，無論如何，我都會想辦法實現。

自閉兒礙於先天的限制，無法正常學習與吸收，教練不想收，老師也教不會，沒關係，別人沒辦法教你的，爸爸可以！

我三十歲那一年，決心成為全職爸爸，將我所知、所會的一切技巧、知識都傾囊相授，無論孩子多慢，我都願意陪他學。

等了八年，終於等到可以教孩子拉琴了。

我愈來愈明白，為什麼老天要安排你來當我兒子了。

原來，我整個人生一切的準備，都是為了等待你，我的孩子。

CHAPTER 1

星星少年的上學路

聰明的人不會去做不符合投資報酬率的事情，
但我仍然選擇了最笨的方式陪他騎車上學，
不是我愛自討苦吃，而是期望孩子在有限的生命裡，
可以去做無限的事情。

01 揮手男孩搭公車

照顧蔡傑這麼久，對於這些麻煩事，我已經做得很習慣，我沒想到的是，除了訓練孩子，我竟然還要訓練公車司機……

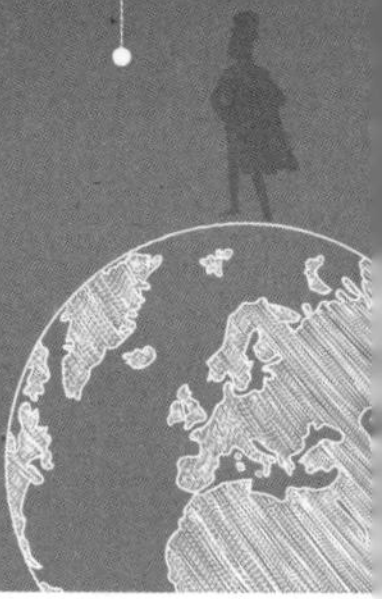

蔡傑六年級時，我決定要讓他跨學區就讀，所以有空的時候，我就會帶著蔡傑一起練習搭公車、練習算錢與投幣。

小學畢業後的暑假是「搭公車」訓練的高峰期，有時候我們會搭公車到處轉來轉去，或是換搭火車，讓他練習看站牌或時刻表。

這孩子從小到大，不管教他什麼，沒有一樣是容易的；但因為他很喜歡公車、火車、高鐵之類的交通工具，所以配合度極高，就算一直被我念，他也沒有因此排斥這項訓練。

我說「訓練」，絕對沒有誇大其辭。

「搭公車上學」看似是件很簡單的事情，但對蔡傑而言，卻是一個不小的挑戰，前前後後有各種瑣碎的細節要注意。我必須事先沙盤推演這一整個過程中可能發生的各種狀況，一一教導、各個擊破。

首先，孩子上車前得去吃早餐，如果太晚出門，吃早餐的時間就要縮短，要教孩子養成看手錶的習慣，自己控制時間。

早餐要吃什麼？該怎麼點餐？點餐時，要怎麼講，才能讓早餐店的老闆聽懂他奇怪的腔調？如果老闆一直聽不懂，後面又有一堆人在排隊，怎麼辦？點完餐，又該怎麼算錢、付錢？

還有，吃早餐時，有沒有座位可以坐？來不來得及吃完？如果吃不完又要趕著去搭公車，是要邊走邊吃？還是站著吃？還是要帶去學校吃？

對一般孩子，吃早餐根本不是一件需要刻意學習的事；但像蔡傑這樣的自閉兒，如果沒有特別訓練，他每天都會吃一樣的東西、付一樣的錢；發生狀況時，他一定不知道該怎麼處理，又會「當機」在現場。

就連「吃早餐」都像是個浩大工程，更何況是搭車這種更「複雜」的事？

鄉下地方如果錯過了第一班公車，就要再等半小時，如果搭第二班車，上學就會遲到，萬一錯過了第一班車，該怎麼辦？是要回家找爸爸，還是打手機求救？或者就乾脆遲到算了？

蔡傑不是那種懂得「隨機應變」的孩子，我必須先將各種情況設想好，再一件一件地訓練他。

照顧蔡傑這麼久，對於這些麻煩事，我已經做得很習慣，我沒想到的是，除了訓練孩子，我竟然還要訓練公車司機……

因為我們那一站，是一個極冷門的小站，通常不會有人上下車，司機們都早已習慣過站不停。

加上早晨時，公車行駛過來，陽光從東邊直射，形成強烈的逆光，產生視線死角，司機有時可能會因為看不清楚有沒有人要搭車，就忽略這站直接開走。

此外，我們要搭的這班車經常是滿載的，擠滿其他學校的學生，或許也因為公車已經很擠了，所以司機乾脆過站不停。可是，鄉下地方不比都會地區，公車班次並不多，蔡傑如果這一班車搭不到，上學就會遲到。

為了讓司機能注意到蔡傑，我們花了好幾個星期練習「揮手」這個動作，就連平常在家裡，只要一有空閒，蔡傑就會自己一個人練習揮手，口中喃喃有詞，自己對自己下指令：「公車來了，要舉手。」「我要去太保站。」「要投多少錢？」……即使躺在床上，也還是不斷揮手練習著，從早到晚，一天總要練習個幾百次。蔡傑的大堂妹暑假來家裡玩，看到堂哥很奇怪地一個人在練習搭公車的揮手動作，忍不住哈哈大笑。

一般人很難理解，為什麼這個極其單純的揮手動作，蔡傑要這麼拚命地練習？但我是爸爸，我懂自閉兒的認真與執著，每次看到蔡傑獨自一人默默在練習揮手，我總是一陣不捨，這孩子是多麼重視「搭公車」這件事啊！

我敢說全世界不可能會有人像蔡傑這麼認真地揮手！也絕對不可能有人對「揮手」這件事投注這麼強烈的執著與熱情。

但，他賣力練習的結果，卻得不到多少回報。幾乎每一個司機都是開過了站，才發現有人要搭車，這時才緊急煞車，但通常都已經離站牌幾十公尺遠了。結果，儘管蔡傑已經奮力揮手，但我每天還是都要大喊，叫蔡傑趕快用跑的去追車。

一次兩次倒也罷了，次數多了以後，再怎麼有修養的人，脾氣也是會上來的。之後，我每天都會站在蔡傑後方十公尺的地方，當蔡傑站在站牌前面使勁揮手，但公車司機卻又打算過站不停時，我就會衝出來直接站在馬路正中間雙黃線的地方，用我的肉身來擋車，頗有一種「再不停車，我就跟你拚了！」的態勢。

開車的公車司機有好幾個人，也就是說，我必須經過好一段的時間，才能「訓練」到「每一個」司機，讓他們知道：這一站，有一個小朋友要搭公車上學！

蔡傑的搭公車上學之路，已經來到第四週了，我卻依然還在後方陪著，並不是我不放心我的孩子……

他沒有錯，他做得很好，做得非常地好！

他只是一個賣力揮手，渴望著搭公車去上學的單純男孩。

我不放心的是，我們的社會。

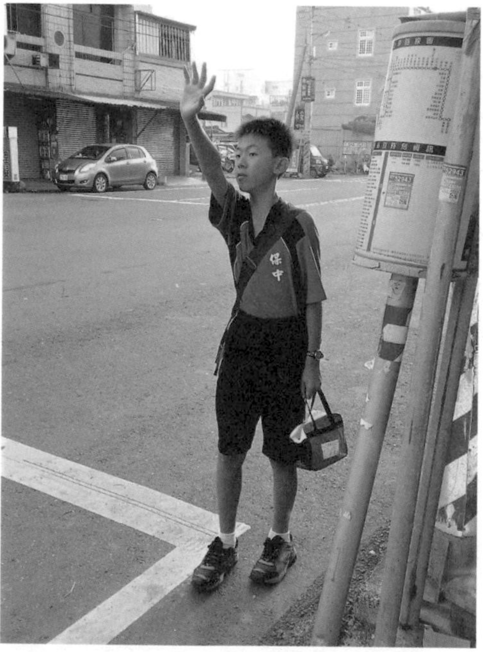

他只是一個賣力揮手，渴望著搭公車去上學的單純男孩。

02 想要告訴鄉親，這個嘉義囝仔的故事

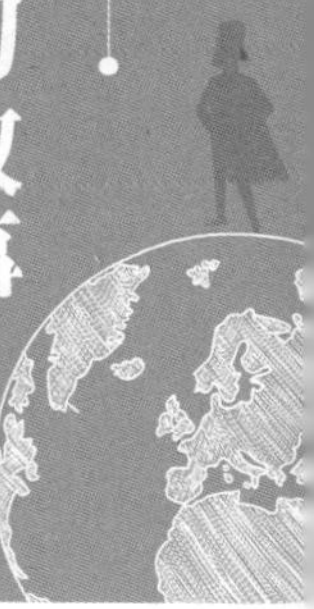

因為蔡傑，我真的很希望全世界的人都能夠了解自閉症是怎麼回事，希望可以從自己最親近的家鄉開始，告訴我的鄉親們，這個嘉義囝仔的故事。

九二一晚上十點，我發表了〈揮手男孩搭公車〉一文。

沒想到，這篇單純分享蔡傑日常生活的文章，卻在我粉絲專頁引發了一場大地震！〈揮手男孩搭公車〉的瀏覽人數高達二百八十萬人次，還有七萬多人按讚、一萬多人分享、兩千多人留言，私密訊息多到我眼花繚亂，不知從哪裡看起……這是從未發生的事情。

因為這篇文章一夕「爆紅」，弄得我大哥緊張地打電話來，劈頭第一句話就是：「你在搞什麼鬼！你是要選立委是嗎？」

文章被廣為傳播以後，很多家媒體都透過私訊想要報導，還說要派攝影記者來拍攝孩子上學的情況，但我都一一回絕了。

會引起這麼大的迴響，真是始料未及。那篇文章只是一個父親很單純地發表教養兒子的點點滴滴而已，我並不想把事情弄得那麼複雜，更從沒有想要「爆紅」過。

儘管我一一回絕了媒體的採訪要求，但還是有媒體不管三七二十一就先報導了，之後，就有第二家、第三家、第四家……也跟進了。

我只是一個普通小市民，根本無力攔阻，算了，要報就報吧，只期盼媒體不要扭曲了我單純的原意就好。

在眾多私訊的信件當中，其中有一封是嘉義縣人力發展所的所長，在我PO文的第二天，他就主動來表達關切。我告訴他，這只是生活中的小事情，平常也都是這樣子過的，謝謝所長的關心，不用麻煩。

沒想到第三天，所長直接打電話去學校問我的電話，學校基於學生的隱私，詢問我是否可以給所長電話，我還是維持一貫的態度，說真的不用麻煩了。但所長依然不放棄，又再度來信，這次提到，縣長也持續關注著這個狀況，還想登門拜訪。

這實在讓我有點受寵若驚，我回覆：「我已經收到了滿滿的祝福與關心，非常感恩了。請轉告縣長，第四週開始，公車司機都會定點停車了，我也不需幫忙揮手了。謝謝！」

十月，所長又再度來信，這次除了關心孩子的狀況，也提出了演講邀請，這一次，我就欣然接受了。

我原本是一個說話有點結巴的人，但因為蔡傑，我真的很希望全世界的人都能夠了解自閉症是怎麼回事，在這種迫切的使命感驅策下，我積極鍛鍊自己的口語表達能力，渴盼透過個人微小的力量，讓更多人認識自閉症。

過去幾年，為了孩子，我就像是個傳教士一般，足跡踏遍臺灣的各個大城小鎮，就連金門、澎湖等離島也都去過，甚至還曾受邀到對岸演講過。而經過幾百場演講的歷練，上臺似乎也漸漸變成了我的一種專業。

有時候，我不免有些納悶，為什麼演講邀約主要都來自外縣市？而我自己的家鄉——嘉義縣，演講邀請卻是最少的？

來自所長的這個演講邀約，真是這篇文章「爆紅」帶來最美好的「副作用」。

雖然我告訴自己，因為我有足夠的能力，所以應該要走到更遠的地方；但，我還是希望有一天，可以從自己最親近的的家鄉開始，告訴我的鄉親們，關於我兒蔡傑——這個嘉義囝仔的故事。

我的爸爸

我以前念天使班的時候，爸爸陪我上學，那時候我還不會說話，也不會畫畫，常常哭，都會生氣，爸爸為了照顧我，教我寫功課，也把公司的工作停掉，現在當老師，他也是教練，演講的講師，爸爸為了我，改變了自己的職業，才有時間可以教我寫功課，還有運動，教我游泳、騎腳踏車、騎獨輪車、玩蛇板、溜直排輪、玩雙龍板，因為教我，我才會溜，然後我就溜的很開心，我就不會生氣，我也會笑。

我很小的時候很怕水，洗澡都會哭，爸爸就帶我去游泳池游泳，在深水池游泳我會怕，爸爸就抱著我游泳，我還會尖叫，練習游泳很久之後我才不會怕水，我學游泳，一開始還不敢在深水，就去淺的地方游泳，有踩得到地板，有比較安心，到後來比較大了才開始練習仰式、也有練習蛙式、還有練習自由式，我也有練習憋氣，一直不斷學習，終於會仰式，也會游自由式，我全部都會游了。

蔡傑日記

三歲的時候，我不敢溜游泳池的溜滑梯，怕被水潑到，爸爸一直帶我練習游泳池的溜滑梯，我還是不斷的尖叫，爸爸一直陪我克服，好幾年之後，我就比較敢溜滑梯，就不會怕下水，只要爸爸陪我，我都不會怕了，到現在我不用爸爸陪了，也敢自己一個人溜滑梯了。

爸爸為了鼓勵我，他教我很多東西，我想像爸爸一樣，我把爸爸當成偶像，以後我也要當教練，我喜歡跟爸爸一起睡覺，也想跟爸爸一起唱歌，我喜歡跟爸爸一起做很多事，跟爸爸牽著手一起回家，我喜歡爸爸，我也想跟爸爸一起躲在城堡裡面，我也想跟爸爸抱一個，爸爸也會抱著我睡覺，我們也會很開心，爸爸也會保護我，我長大也要保護爸爸。

03 十年磨一劍

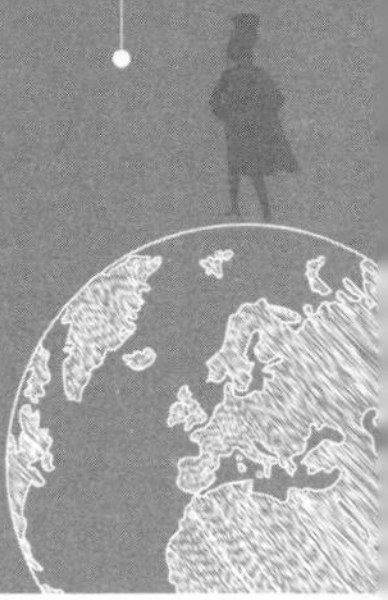

我一心一意只想把重心放在「訓練孩子的能力」上面，在我心中，最重要的只有一件事情：我到底要怎麼做，才能激發孩子的求生本能？

在〈揮手男孩搭公車〉一文以後，很多人開始知道蔡傑這個孩子，後來我們搭公車也很順利了。不過，習慣未雨綢繆的我，覺得除了訓練蔡傑搭公車上學以外，也要讓孩子知道有其他的替代方案才行，所以我又開始積極訓練孩子騎腳踏車上學。

其實，騎腳踏車並不是新鮮的訓練項目，早在孩子一歲多剛會走路的時候，我就開始教他騎三輪車、四輪車；孩子四歲半時，他就已經可以獨立騎兩輪的腳踏車了；到五歲半時，我就開始訓練他騎腳踏車上下學。

當時蔡傑就讀學前特教班中班，學校距離家的路程是兩公里，我刻意選擇摩托車、汽車最少的路線，精挑細選了一條最安全的路段來訓練蔡傑；但，無論再怎麼篩選，至少都還是有九個紅綠燈要闖關。

訓練初期，我被父母罵翻了，老人家覺得這太冒險了，誰會讓五歲的小朋友每天騎兩公里腳踏車，經過九個紅綠燈去上學。但我還是很堅持每天都要陪蔡傑騎腳踏車上學。

其實，做這件事完全吃力不討好，我為什麼要這麼累給自己找麻煩？

那是因為，我不希望我的孩子一輩子只能這樣。

當時醫院的早療（注）與學校的課程，都已經做兩年多了，卻始終看不出什麼具體成效。所以，我心裡面差不多也有個底了，如果一直都是這樣，蔡傑這輩子大概也就完蛋了，什麼都不會，除了療養院，他還能去哪裡？

我不能只依賴有限的早療課程，我要盡我所能，刺激孩子學會更多東西，就算阿公阿嬤不同意，但我還是要堅持到底。

每天陪著孩子騎車上學，騎久了，他慢慢發展出一些奇怪的行為。例如：每次騎到某個地段，就要進行某個「儀式」，口中喃喃自語、眼睛斜向某個角度，偶爾又抬頭望向天空……那種表情好像是在跟什麼東西「感應」，總之，那絕不是一個「正常」人類小孩會

注：早期療育，針對發展遲緩的寶寶，讓他們在學齡前（6歲），大腦尚處於快速發展的階段，接受積極的治療、教育，以提升他們缺失的能力。

有的行為。

和蔡傑相處這麼久，我習慣先觀察孩子的行為，盡量不去打斷他，設法看懂他到底想幹嘛？當他騎到一半，又無預警要進行他的「儀式」時，我就停下來，耐心等待他，上學遲到就遲到，沒有關係的。

在安全路段時，他愛怎麼進行他的「儀式」都沒問題；但，有時候他進行「儀式」的地點卻是在馬路中間！

碰到這種情況，我也顧不得他的「儀式」了，必須趕快打斷他，拖著他離開現場。可是他的「儀式」若沒有按照他的規則完整進行，被我打斷，他的火氣可是會上來的，變得執拗不肯就範。

你可以想像，在上班上學交通尖峰時間，這樣的場面會有多難看、多丟人現眼，而且，會有多麼險象環生！

自閉兒就像是來自外星的孩子，他們的思路完全不是地球人，常常會無預警當機，上一秒還很正常，一個轉身，就突然變成木頭人，一動也不動。就算遇到突發狀況，甚至是有危險的時候，我大聲警告他、大叫他名字，他也不會有任何反應。這讓我很傷腦筋，因為我的視線完全不能離開他。

有時候騎到一半，蔡傑會被某棟建築物的窗戶給吸引，兩眼發直看到出神，完全脫離現實，忘記自己還在馬路中間，就算被汽車猛按喇叭，他還是一直看、一直看。有時候，他甚至看到路上有小石頭，就乾脆不騎了，直接在馬路間玩起柏油路上的小石子。

有時候，他心情不好，或許是想到過去不愉快的事情，不知怎麼回事，腦袋錯綜複雜產生不好的連結，他會在馬路中間莫名其妙突然發起飆來。有時候，他根本不聽我的指揮，像猴子一樣亂七八糟地用他自己的方式亂騎。

就算孩子本身沒有當機，很乖的配合我，可是路上還是會有其他狀況，我們曾遇過酒駕的司機，往蔡傑的方向衝過去，差點就出意外；也曾遇上會追逐小孩的野狗，偶爾也會出現小擦撞、小車禍；這二公里的上學路，我們不知道經歷過多少次的挑戰。

我相信，在我還有體力的時候，多做一點麻煩的事情；以後當我老了，我跟蔡傑都會少一點麻煩。所以，每天早上我先陪他騎兩公里的路程去學校上學，先把他的腳踏車寄放在教室裡，我自己再騎兩公里的路回家，等到放學時間，我再騎兩公里去學校等他，然後再陪他一起騎兩公里的路回家。

這是一個漫長煎熬的過程，蔡傑從小學習各種事物，不管那一件事在外人看來有多麼微小，但對我們父子而言，有哪一件的學習過程不是漫長煎熬？

我沒有其他選擇，如果身為父親的我都不做，更不會有人願意做了；所以就算過程如此不堪，我也只能硬著頭皮、不厭其煩去做。

很多特殊兒家長會把重心放在所謂的「社會資源」，例如：為孩子爭取更多治療的機會、申請交通車、申請教師助理員、申請可以用的輔具……在很有限的環境，能夠爭取就盡量去爭取。

我的孩子當然也需要這樣的社會資源，但我並不指望倚靠所謂的社會資源來救我的孩子。資源，固然帶來很多方便，但相對地，也會讓人的本能退化。人的能力是「用進廢退」的，當資源越多，人獨立生活的本能就會越差。

以前沒有健保，看病要花不少錢，所以小病不會隨便看醫生，靠自己的免疫力擊敗小病；現在有健保卡，人們開始有事沒事就去看病，小感冒也拿一大堆藥來吃，但，這真的有「賺到」嗎？

以前沒有導航，所以你的腦袋要自己學會認路；以前沒有手機，不能存電話號碼，所以你要學會去背很多的電話號碼；以前的人沒有方便的紙尿布，所以大部分的小孩子很快就得學會自己上廁所。

正因為蔡傑先天條件比一般小孩更差，所以讓他學會自立自強的迫切性也就更大，有一天，我終究會老去，當我沒有辦法幫孩子爭取外援時，他必須學會自己照顧自己。

我自己本身的性格就是凡事喜歡自己學、自己來，盡量不要去麻煩別人，我也希望我的孩子可以獨立自主，不要習慣依賴。

因此，我一心一意只想把重心放在「訓練孩子的能力」上面，在我心中，最重要的只有一件事情：我到底要怎麼做，才能激發孩子的求生本能？

這就是我之所以如此堅持要讓五歲的蔡傑，騎腳踏車上學的理由。雖然這段過程經常處境難堪、經常遭遇風險，但最後，我們父子倆都挺過來了，克服了瓶頸，沒有被現實環境給擊倒，在蔡傑生命中，再次留下了一個小勝利的記錄。

因為有這些小勝利，如今我對蔡傑騎車跨學區就讀是頗有信心的，雖然這條路整整有十公里，但我知道，只要我們有心，必然可以克服。

現今的社會，大家都是講求方便與快速，而且特殊學生因為先天的限制，大有理由選擇搭校車上學，就算沒有校車，多數父母也會親自到校接送。

聰明的人不會去做不符合投資報酬率的事情，但我仍然選擇了最笨的方式陪他騎車上學，這中間的付出與成效根本不成正比，十分耕耘也換不了一分收穫，但，我從不後悔。不是我愛自討苦吃，而是期望孩子在有限的生命裡，可以去做無限的事情。

蔡傑五歲時，我開始訓練他騎車二公里上學；十年後，我又開始訓練他騎車十公里上學，我不知道這一次要做多久才有成效，但，這對我們父子倆從來不是問題，反正，去做就對了。

在某一日的清晨六點半，當我起床時，發現蔡傑不見了。孩子靜悄悄地換好制服，不敢驚動我和太太，自己準備零錢包、自己騎腳踏車去買早餐，吃飽了，算好錢，穿上裝備、背上書包，自己騎十公里的路到校上課……

獨立，對一個有智能障礙的自閉兒，聽起來似乎是個不可能的任務，但蔡傑一個人做到了，沒有我的跟隨，也沒有我的叮嚀，他、確、確、實、實、自、己、辦、到、了！

這一件事情，我想了十年，也花了十年。有句話說「十年磨一劍」，這句話真的是我們父子間的寫照。是的，整整十年，我這一生的心血與黃金歲月，全部投入在教養蔡傑這個自閉兒身上，為的是要磨一把「獨立」的劍。

走到這一刻，我們又完成了一件不可能的任務，我可以大聲的對兒子說：「爸爸以你為榮！」

04 十公里的幸福感

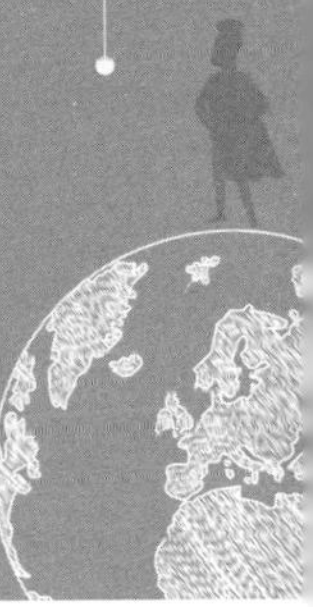

我可以從他臉上的表情，讀出那十公里腳踏車程帶來的幸福感——那絕不是一條刻苦的通勤路，而是一條追求幸福的路。

蔡傑上國中之後，我原本是打算讓孩子搭公車上學，偶爾再選擇騎腳踏車上學，兩種方式可以交替。而自從「揮手男孩搭公車」事件之後，蔡傑也已經學會怎麼搭公車了，可是，他卻變得不那麼喜歡搭公車了。

自閉兒的溝通表達並不明確，加上又處於敏感的青春期，孩子有些話是不會想跟爸爸說的。我也不確定之前學搭公車時發生的波折，是否對他產生什麼影響，總之後來他很堅持一定要騎腳踏車上學，之後的兩年，他都選擇騎腳踏車通勤。

這段路途並不短，整整兩年，蔡傑每天為了上學，得騎上十公里的腳踏車；而且風雨無阻，就算下雨，他還是堅持要穿雨衣騎車上學。有時候，我還真的很佩服蔡傑的傻勁與毅力；坦白說，我在他這個年紀時是辦不到的，人總有惰性，搭公車要比自己騎車輕鬆多了。

我一直不明白他為什麼可以這麼有毅力？曾經問過他，但也問不出個所以然，但經過許多琢磨，我後來慢慢能體會他堅持騎車上學的理由。

那是因為：騎車讓他快樂。

根據研究，運動的時間如果夠長，持續半小時以上，大腦就會漸漸分泌出讓人喜悅的化學物質「腦內啡」，這種物質會讓人感到開心、有成就感、有自信心，很多喜歡長跑的人之所以迷上跑步的感覺，就是因為這種化學物質——這就是所謂的「跑者的愉悅」。

我自己也常常有這樣的感覺，無論是游泳、腳踏車、跑步……其實都一樣，持續運動一段時間以後，就會產生讓人全身舒暢、打通任督二脈的幸福感。

我是個擁有溝通能力的正常人，自然可以清楚表達這種感覺，可是蔡傑沒有這種表達能力，他無法描述自己的感受。但透過我每天的觀察，再加上父子連心的「讀心術」，我可以從他臉上的表情，讀出那十公里腳踏車程帶來的幸福感。

雖然蔡傑跟正常人還是有許多不同之處，但像他這樣重度的自閉兒，竟然可以進步到現在這種程度，幾乎可以說是一種奇蹟了，而創造這個奇蹟背後的藥方之一，就是「運動」——極大量且持續的運動。

運動不僅活化了他原本沉睡的心智，也讓他感到快樂而充滿活力，甚至感受到生命的意義。如果是搭公車或是讓父母開車接送，也許到了學校腦袋還是昏昏沉沉的，而運動後才去上學，則是已經將身體調整到最佳狀態才進入學習，吸收能力肯定會比不運動來得更好。這兩年，我可以感受到孩子一點一滴在進步。

雖然蔡傑說不出來，但我懂他每天風雨無阻騎車十公里上學的心，雖然得勞動筋骨，但那絕不是一條刻苦的通勤路，而是一條追求幸福的路。

騎腳踏車

我小時候可以騎兩輪的腳踏車是五歲，每天去天使班上學，爸爸都陪著我騎腳踏車去，上了小學，放假的時候會騎去縣政府，還有騎去水上，還有騎去漁人碼頭，還有騎去臺糖，爸爸訓練我好多東西，很嚴格，我都跟不上爸爸的速度，生氣的時候我會把墨鏡丟掉，所以就撿不到了。

上了國中，爸爸訓練我打網球，手要動，身體跟腳也要動，腰要旋轉，發球手要舉高，大力一點，不可以太小力，不然會被爸爸罵，被罵的時候會不高興，我會哭，爸爸還是要我繼續練習，要認真，不可以偷懶，後來我學會了就會高興，也就不會哭了。

臺北的丹阿姨在我三年級的時候送一臺腳踏車，那個時候因為每次都被爸爸訓練要騎很遠的地方，後來我就不喜歡騎了，因為太累，跟不上爸爸，現在我跟得上爸爸了，就很喜歡騎腳踏車，因為我長大了，想要自己騎去長庚醫院看BRT，因為要看公車有沒有停在長庚站，等我再長大一點，要換新的腳踏車，就把舊的送妹妹。

腳踏車壞掉了

今天放學我從學校出發，騎到大慷瑯，腳踏車就騎不動了，我有感覺好像勾到什麼東西，然後我就更用力的踩踏板，結果就壞掉了，輪子連動都不能動，所以我就下車用牽的，也打電話回家求救。

我打電話回家是阿嬤接的，我跟阿嬤說：「腳踏車壞掉了，騎不動，叫爸爸過來載我。」阿嬤問我：「你在哪裡？」我說：「我在大慷瑯。」掛掉電話我就繼續牽腳踏車前進。

可是很難牽，牽不動，沒多久一個阿婆把我叫住，幫我檢查腳踏車，她是摩托車店的老闆娘，她發現我的後輪被鐵絲勾住了，她就把鐵絲拿出來，後來爸爸騎摩托車過來了，爸爸開始檢查腳踏車，發現輪胎也破了，老闆娘幫忙打氣，可是怎麼打都沒用，內胎跟外胎都勾破了，絞鏈跟齒輪也都掉了，後輪的變速器也被折斷了，全部都卡在一起，所以根本就牽不動。

正中午，天氣很熱，老闆娘很好心，借給爸爸一些修車的工具，爸爸就開始修理，爸爸發現全部都壞了，也不用修理了，就把絞鏈跟變速器全部都拆下來，至少要讓輪子可以轉動，不能卡住，不然摩托車也沒辦法拖回家。

爸爸的手全部都髒掉了，終於處理好了，然後爸爸就拿出繩子綁住我的腳踏車，再綁住他的摩托車，爸爸叫我騎在腳踏車上面保持平衡，注意要煞車，就拖著我的腳踏車準備回家。

我們經過便利商店，爸爸就停車，知道我還沒吃午餐，所以就進去買東西來吃，我點炒飯跟檸檬紅茶，就在裡面吃飽了，後來我們繼續上路，回到家還有四公里，我就被爸爸拖著回家，爸爸騎得很慢，我在後面感覺很輕鬆，因為腳不用踩就可以前進了，只是要很注意判斷爸爸什麼時候會煞車，不然會撞到爸爸。

後來爸爸直接騎到腳踏車店，去修理的地方，所以就沒有騎回家，因為可

葉傑日記

能要花很多錢，爸爸說不要再修了，這樣我會不高興，以後都不能騎了。

爸爸叫我以後要注意，如果以後輪胎又捲到什麼東西，要趕快下車檢查，不可以再騎了，不然就會像今天這樣，本來卡住的東西，只要拿出來就可以繼續騎了，現在變成卡住又硬要踩，踩到整臺車都壞掉，變成要花很多錢去修理，根本就划不來，下次不可以再這樣子了。

我要學會判斷跟解決問題，才會進步。

05 自己走路回家

這個原本一個口令一個動作、唯命是從的小子，如今也有了「自己的想法」，這是每一個男孩子成長該有的蛻變。

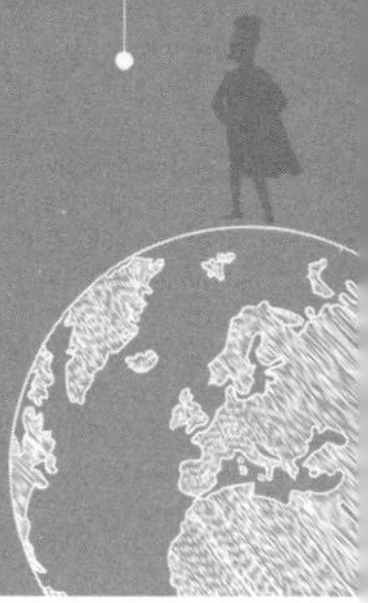

某一天，因為早上雨比較大，所以蔡傑沒有騎腳踏車上學，而是由媽媽開車送去。

放學後，我去接蔡傑，但在校門口等了十五分鐘，卻沒等到他。

我打電話給蔡傑，他居然關機了。難道是自己去搭公車了嗎？還是自己走路回家？我騎車到公車站牌找人，沒找到；我又往回家的方向騎了約一公里，如果蔡傑是用走的，應該不可能走那麼遠，但我還是沒有看到他。

我再次折返騎回公車站牌，擴大範圍到附近的商店找，還是遍尋不著。時間已經是傍晚四點二十分了，愈想愈不對，不可能這麼晚還沒出來。我再次嘗試打給蔡傑，這回總算接通了，可是很奇怪，電話響了三聲，就掛斷了，我連續打了十通，都是相同的情況，響了幾聲就掛斷。

我開始擔心，該不會被壞人抓走了吧？為什麼一直掛我電話？

那時是學校第八節的上課時間，我打電話給級任老師，沒開機；我又打給資源班老師，有通，可是沒有接。

愈等愈擔心，索性不等了，直接進去學校找人，教務處老師看我在找孩子，也熱心幫忙找人，還是沒找著，後來乾脆直接全校廣播，但仍一無所獲。

這段時間我也持續打電話，真的很詭異，每次打過去，都是響兩、三聲就被掛斷，連續打了三十幾通都這樣。我擔心一直打電話，他的手機會沒電，到時候更難聯絡，不敢再繼續狂打，留在學校繼續找找看，心裡有點慌。

等到四點四十分時，蔡傑終於回電了。

「爸爸，你在哪裡？」

「我在學校，你在哪裡？」

「我在麥當勞。」

天呀！那是距離學校約四公里的地方，怎麼會在那裡？

我跟老師道謝後，就迫不及待趕緊騎去找蔡傑。原來，他自己走路回家，走了好幾公里以後，走累了，才打電話給我，要我帶他去溜冰場練習。

我這才想起蔡傑前一天晚上曾問我：「從學校走回家，要多久時間？」我回答他：「走快一點是兩小時，如果是慢慢走就要走三個小時。」

想不到他還真的想自己試試看。這孩子的思路異於常人，所以剛開始我一直打電話，他就一直切斷，堅持要自己走路回家！

以前我去接蔡傑放學回家，如果我晚到，無論多久，他都會乖乖的在校門口等，「絕對不會」亂跑。現在他長大了，不一樣了，他一天到晚只想著鍛鍊的事情，加上大腦迴路與常人不同，完全不知道這樣做，大人會擔心，所以竟不預先告知、也不接電話，逕自走路回家。

事後蔡傑被我訓了一頓，要他以後不可突然失聯，讓大人擔憂。但在我的內心深處，其實又有一點喜悅，這個原本一個口令一個動作、唯命是從的小子，如今也有了「自己的想法」，這是每一個男孩子成長該有的蛻變，從這個角度來看，其實也是一件好事呢！

蔡傑日記

下雨天

早上下雨，地板很濕，所以就沒辦法騎腳踏車，媽媽載我去學校上學，有走去學校跟校長聊天，放學的時候走路去縣政府，因為我想走路，覺得縣政府很近，想走看看，結果很累，然後就休息。

走很累我有打電話叫爸爸帶我去溜冰場，去溜冰場吊單槓，吊好就回家，吊單槓才有辦法訓練體力，我要每天運動才會變強，力氣會變大，有體力才有辦法騎很遠。

今天放學，我自己走到麥當勞那邊，沒有跟爸爸講我要自己走回家，讓爸爸在學校等很久，下次我會等爸爸，不會讓爸爸擔心。

CHAPTER 2

星星少年的進化

人生總有困境，你的困境可能又會比其他人多一些，
當你面對這些困境時，你不必問「為什麼」，只要瀟灑說：
「來吧，不管花多少時間，我都會打敗你的！」

01 三個人的直排輪同好會

在從事動態活動時，孩子就非得從他的外太空回到地球不可，他必須要集中注意力，「意識到」自己現在在幹嘛，才能避免受傷。

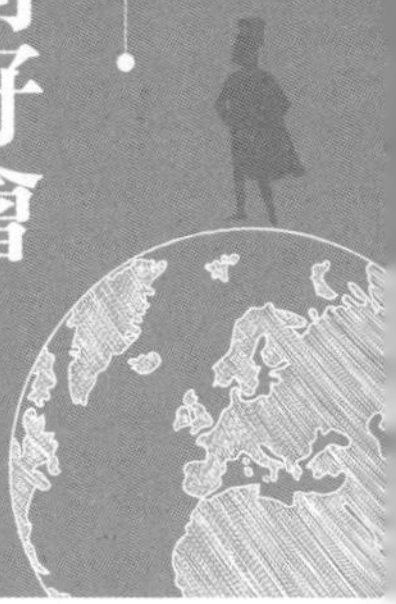

蔡傑長到四歲時，還是沒有發展出語言能力，更糟糕的是，他總是搞不清楚自己到底在做什麼。每天看著孩子恍恍惚惚，毫無自我存在感，就像是沒有靈魂的軀殼，我實在心如刀割。

面對這樣的孩子，用語言來溝通，當然是無效的，靜態的活動與教學，他如果不想甩你，你完全束手無策。

能夠迫使他有所反應的，只有動態活動一途。至少，在從事動態活動時，孩子就非得從他的外太空回到地球不可，因為只要他又當機、恍神，馬上就會受傷，他必須要集中注意力，「意識到」自己現在在幹嘛，才能避免受傷。

要練習什麼好呢？我想，學溜直排輪應該是一個不錯的選擇。

問題是，孩子根本聽不懂人話，上哪去找有辦法且有意願教這種重症孩子的教練？找一般直排輪教練，一定馬上被退貨。

所以，我只能自己來。早在決定成為全職爸爸的第一天起，我就告訴自己，我沒有退路，要做，就要做到最好。我會亦步亦趨陪在孩子旁邊，做他的專屬私人教練。

訓練初期，我都是牽著孩子的手，用我的身體來保護他，經過密集的訓練後，他慢慢學會了，也逐漸懂得一些基本的平衡技巧；但接下來，我卻不知道要教孩子什麼了。

我仔細忖度，作為一個教練，我自己必須先懂得所有技巧，才有辦法教他；所以，我再去買了一雙輪鞋，要求自己要先學會，再來訓練孩子。

除了訓練孩子，我花更多時間在訓練自己，努力練習各種特殊技巧，一開始也摔得很慘，但為了孩子，怎麼摔、怎麼痛，我都願意忍。

蔡傑雖是自閉兒，但是對於別人跌倒這件事，倒是跟一般小孩一樣，也會感到好笑有趣。每當我摔得四腳朝天，孩子總是會哈哈大笑，這也算是我們父子練習過程中的小小趣味。能夠用這種方式吸引孩子的注意力，也不枉我摔得這麼慘了。

當我經過苦練，完成了某樣絕技，孩子也會對我投以崇拜的眼神，久而久之，孩子就養成了看到爸爸做什麼，他也會想跟著學的習慣。

對孩子來說，看著爸爸從一開始的生疏笨拙，轉變為遊刃有餘，也是一種潛移默化的身教過程。讓他知道，一開始失敗是正常的，但只要苦練，最後就能成功。

有感於家長的「參與」對孩子是如此重要，於是，我又再去買了一雙直排輪送給媽媽。是的，不能光只有爸爸會溜，媽媽也要學才行，全家一起努力！

傑媽性格文靜溫柔，對學直排輪毫無興趣，一開始頗抗拒。但我對她說：「像我們家這種孩子，沒有調教是不可能自己進步的，如果連家人都不願意為了孩子而學習，那他還有未來嗎？只要能夠多一個人互動，他就多一次機會。」

我也不管傑媽還在躊躇不決，反正就先把輪鞋買了，拍胸脯打包票，放心，妳不會沒關係，我會用訓練蔡傑的方式來訓練妳，有我在，沒什麼好怕的！而且，當時蔡傑的技巧已經很不錯了，足以擔任媽媽的教練了。

於是，傑媽就這樣被趕鴨子上架，被迫加入了我們的「直排輪同好會」。

孩子長得很快，腳丫子一變大就得換鞋，我們總共溜了三年，蔡傑就換了兩雙直排輪。後來他上小學了，直排輪又穿不下，如果還要繼續練，就得再換第三雙鞋。

我們家只是普通的升斗小民，全職爸爸當了幾年後，積蓄也花得差不多，一年半載就要買新鞋，對我來說實在是筆負擔。

仔細考慮後，我決定訓練蔡傑練習較為耐久，大人、小孩可以一起共用，不必隨著身材變化而更換器材的運動，像是獨輪車、蛇板、滑板、雙龍板、飄移板……等，這些運動跟直排輪一樣，都需要高度專注力與平衡感，能夠幫助孩子保持警覺性，意識到自我存在。

那麼，原本溜了三年的直排輪，是否就放棄不練了？

不，當然沒有！只是這一次，我們不用再花錢買新鞋了。時間過得很快，一下子又過了六年，十三歲的蔡傑，腳已經長得和媽媽一樣大，可以直接換穿媽媽的鞋。因為媽媽當年是半推半就被迫加入，並沒有很認真練習，所以她那

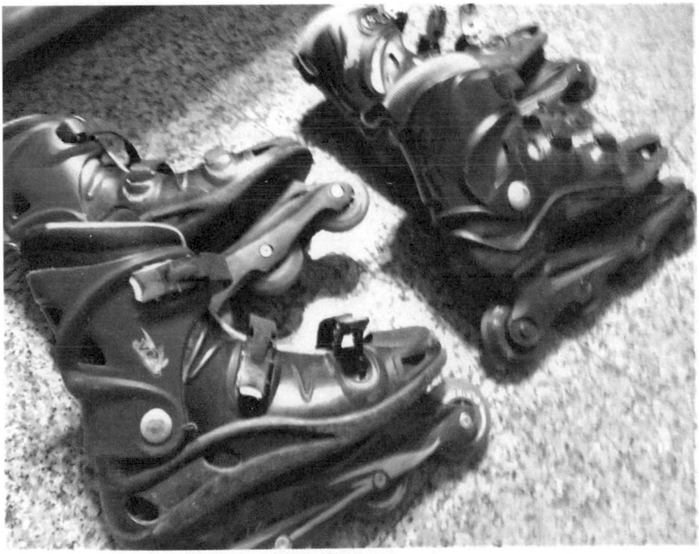

這幾雙大大小小的鞋子，承載了我們全家人彼此扶持、一起克服困難的共同回憶。

雙直排輪鞋況相當好，還夠撐上好一陣子。而蔡傑只要繼續練習，等他長再大一些，就可以換穿我的鞋，充分物盡其用。

這幾雙大大小小的鞋子，不但鍛鍊了蔡傑身心，也承載了我們全家人彼此扶持、一起克服困難的共同回憶。我相信，蔡傑這一生都不會忘記，那些年我們這僅有三人的「直排輪同好會」，是如何陪他走過艱難的成長路。

經過六年後，我們依然堅守著「訓練」這條道路，不曾離開。

我深知，孩子，你真的一點一滴不斷進步著。明天，我們又要開始訓練囉！準備好你的直排輪，一起加油吧！

02 痛，才能痛快活著！

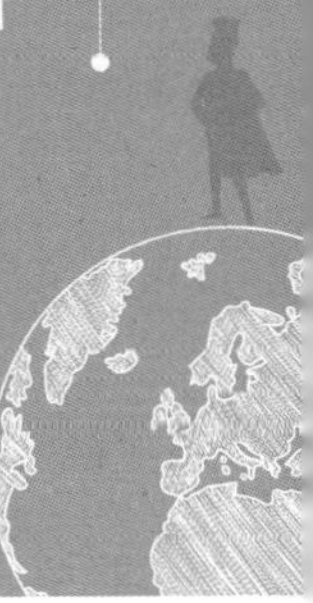

痛，有什麼大不了的？人生就是有痛，才有感覺、才懂得要如何痛快活著。

三年前，有一回我陪蔡傑騎獨輪車，正在練習我們的「祕密絕招」倒退騎時，突然蔡傑「啊」地尖叫一聲，慘摔了下來，嘴唇周圍、臉頰留下大片擦傷，原本俊俏可愛的臉蛋就破相了。

以前練習各種運動，從來沒有傷得這麼嚴重過。蔡傑當時才剛學會這個技巧沒多久，但我太過自信了，以為他應該沒問題，就沒緊跟在旁邊保護他，結果就發生這樣的意外。

好好的孩子帶出去，卻弄得頭破血流回家，我肯定會被他阿公、阿嬤和我太太罵死……沒想到回家之後，阿公、阿嬤看到蔡傑臉上的傷，並沒有苛責我，只是冷靜地吩咐媳婦幫蔡傑擦藥，真是大出我意料之外！

我想，老人家應該是慢慢習慣了。蔡傑從四歲開始，我每天都訓練孩子極限運動，孩子大大小小的傷痕不斷，舊傷都還沒癒合，新的傷又出現了。阿公、阿嬤心疼孫子，剛開始每天都在罵我，罵了七八年以後，想來也明白，罵不動我，就認了。

我不是不怕被罵，也不是想忤逆父母，而是我沒有妥協的餘地。

生了一個自閉且有智障的孩子，對什麼都沒興趣、什麼都沒感覺、什麼都不想要，我能怎麼辦？

放著不管，「順其自然」讓他這樣無感、無知、無所謂地長大嗎？

那麼，他這輩子就算是完蛋了！不但終生無法獨立，要依靠父母養他，將來更將成為社會的負擔，我絕對不能讓這種事情發生。

孩子智商不高，對任何事情都不感興趣，學習極其遲緩，我慢慢地都能夠接受了；但是，我始終無法接受的是，孩子對人生「完全」無感，沒有趨吉避凶的本能，連「活著」是什麼感覺都不知道！

為了讓孩子體會活著的感覺，我自學許多需要高度專注力的技藝，若不全神貫注，就很容易發生危險或受傷。我要逼出孩子的求生本能，讓孩子明確意識到自己正在做什麼事情，對此時、此地、此事「有感覺」才行！

蔡傑並不聰慧，又有一堆異於常人的執拗，對任何新事物都很抗拒，如果讓他累，我自己一定會更累。我並不是天生犯賤喜歡自討苦吃，我也很想輕鬆地過日子，不要這麼嚴苛地鞭策自己或孩子，他輕鬆，我也輕鬆；但，為了孩子的人生，我必須咬牙貫徹到底。

無論如何，就算每天被罵，就算把自己搞得筋疲力盡，我還是堅持我要做的事情。

對蔡傑這樣的孩子來說，鍛鍊的項目一定要有足夠的強度，孩子才會「有感覺」，我選擇不戴護具，不要過度保護，身體在遭受刺激與打擊之後，本能該有的反應就會被激發出來。

想當然耳，鍛鍊的過程，肯定會受傷、拉扯、撕裂、疼痛……這都是必經的過程。我可以接受孩子受傷哭泣，但不能接受孩子受傷就放棄。日復一日，我們從來沒有因為哭泣或受傷比較嚴重就放棄練習。我相信人都是有潛力的，每一次的受傷，在癒合之後都會讓身體與心靈更加強壯。

養成習慣的過程沒有捷徑，唯一的途徑就是：不間斷、持續投入大量的時間。一旦變成習慣之後，孩子本能的反應就會讓他知道前因後果，只要一亂來、分心、不注意、當機，就會馬上得到「報應」，正常人類該有的反應與行為就會漸漸浮現。

這麼多年過去，經歷過無數次的實驗結果，雖然我們父子都付出可觀的時間與心力、受過各種大傷小傷，但我們驗證了這是最好、最有效果的方式。

受傷，其實不可怕，可怕的是，你從不肯讓孩子受傷。

從小就開始鍛鍊的好處是：可塑性和自我修復能力極好。若不把握在孩子還小時就好好訓練，等到孩子長大了，性格已經根深蒂固，可以調整的空間就不多了。

面對一個重度自閉症、情緒障礙、智能障礙的孩子，如果家長自己平日都不能或不想設法約束自己孩子的行為，千萬不要以為只要把孩子送去學校、醫院，老師、治療師就一定能幫你解決問題。

真正長時間跟孩子朝夕相處的，還是父母，不是老師跟治療師。家長自己必須拿出極多的耐心與愛，不放棄地陪著孩子在受傷中不斷成長，才有可能改變這種困境。

蔡傑騎獨輪車從矮牆上面摔下來受傷之後，我並沒有大驚小怪，隔天也仍然照常訓練。受傷對我們父子而言，原本就是家常便飯，我們總是重複著受傷、癒合、又受傷、又癒合的過程。我想讓孩子知道，只要不傷筋動骨，受點傷其實沒什麼大不了的，不用害怕，更不必逃避。

事實上，幾天之後，傷就好得差不多了，我相信經歷這個過程，他會把這些領悟一點一滴內化成自己的本能。

我個人覺得，一般正常的孩子，若被養得像溫室裡的花朵，就已經夠糟糕了；而特殊的孩子，若是像溫室裡的花朵，處境只會更艱難。所以我必須把心一橫，讓孩子經歷更高強度的考驗，孩子才會長大。

這些年，我南來北往到處演講，演講最後，我經常會播放一段名為「不可能的任務」的影片，影片中蔡傑滿臉笑容，從容自在地在擺著一列塑膠杯的矮牆上騎著獨輪車，在這支影片中，他在窄窄的牆垣上一共經歷十二個轉彎，繞過了一百六十一個杯子。

通常第一次認識傑爸的人，看到都會嘖嘖稱奇：「怎麼可能？到底怎麼做到的？」是的，蔡傑在影片中展現的技巧的確很出色，但那些技巧、技能絕對不是我要他學習的頭號目的，真正的目的是：在這個過程中，讓孩子身心都能獲得成長。

像蔡傑這樣的特殊兒，最明顯的問題就是學習能力差、容易自我放棄，因此，在陪伴孩子的學習過程中，我真正要磨練的，與其說是「技巧」，倒不如說是孩子的「性格」。我要讓他習慣挫折、習慣受傷，同時也習慣面對和處理，我不但要他「有感」，我也要他「勇敢」。

成功的背後，是無數的血、淚、汗堆積而成的，但在收割成果的那一刻，也是無限欣喜。無論多困難、多難學的事，孩子，你終究是可以克服的！

痛，有什麼大不了的？人生就是有痛，才有感覺、才懂得如何痛快地活著！

孩子，人生總有困境，你的困境可能又會比其他人多一些，當你面對這些困境時，你不必問「為什麼」，只要瀟灑說：「來吧，不管花多少時間，我都會打敗你的！」

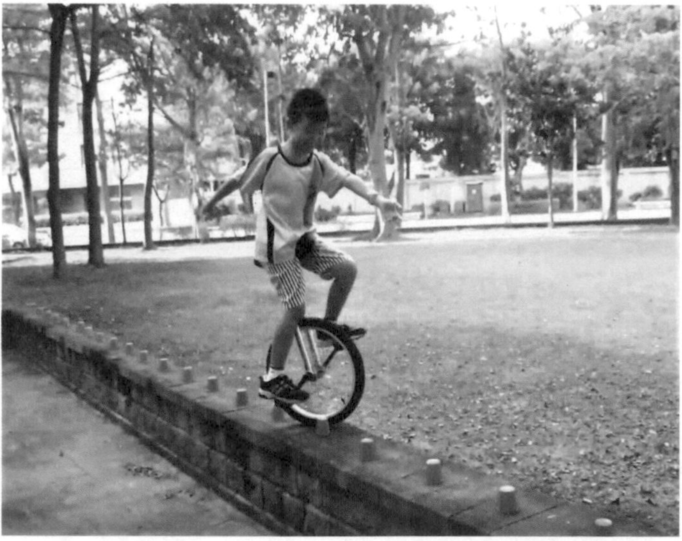

他在窄窄的牆垣上，一共經歷12個轉彎，繞過了一161個杯子。

每一次的受傷，在癒合之後都會讓身體與心靈更加強壯。

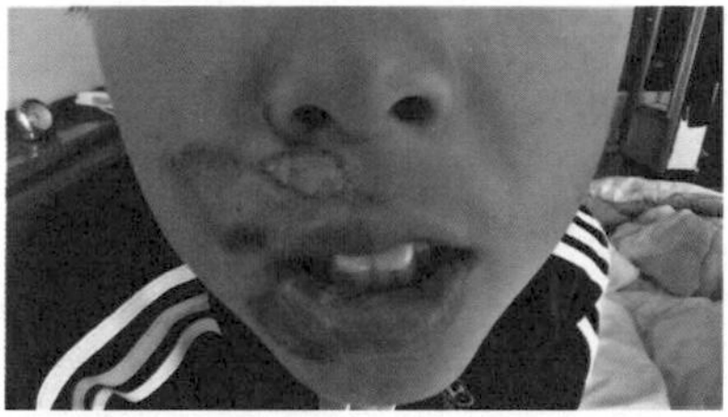
受傷 Day1

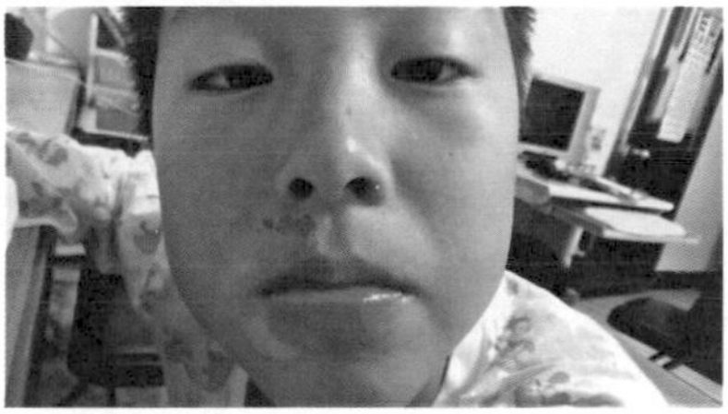
受傷 Day2

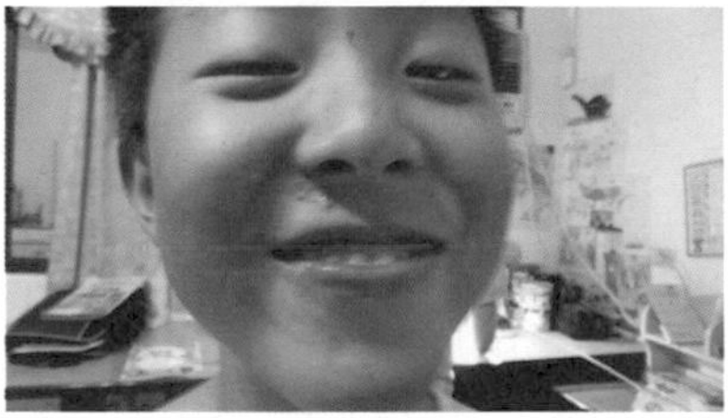
受傷 Day4

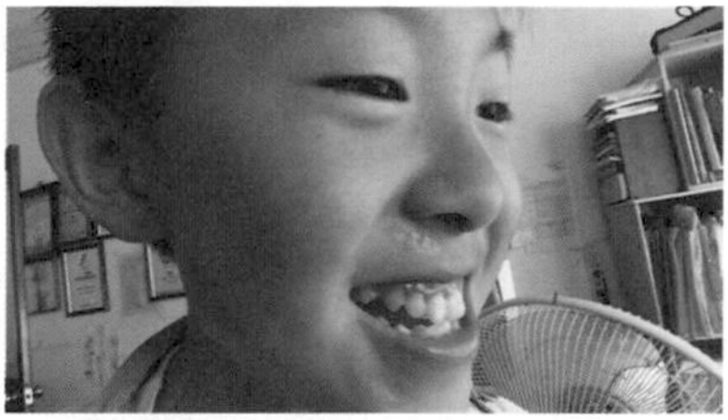
受傷 Day6

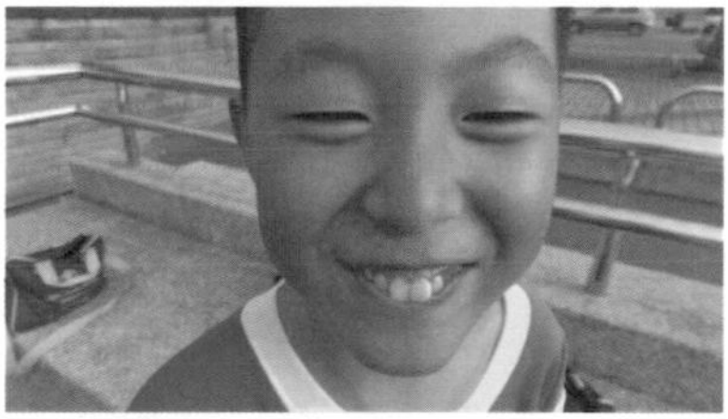
受傷 Day7

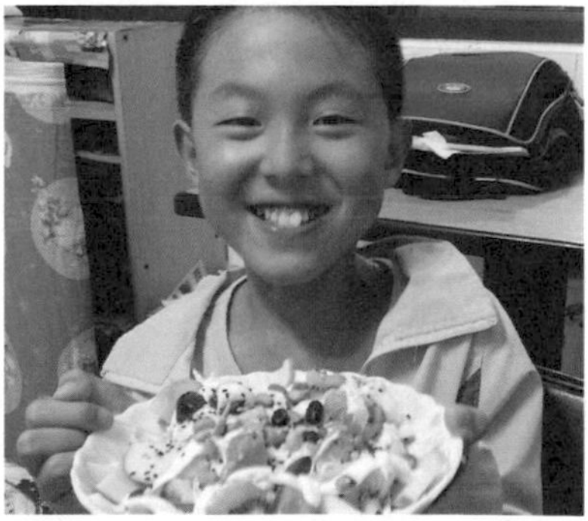
受傷 Day12

我有看爸爸的FB

我昨天有看爸爸的粉絲專頁，爸爸寫我五年級受傷的文章，那時候在練習後退騎獨輪車，我不小心就跌倒了，我有尖叫，撞到臉，剛好那時候爸爸接到電話，有學生在等爸爸，他要趕快去東石國中教學生，所以就沒有陪我，爸爸說等一下就回來了。

我受傷後是伯父跟堂妹留在那邊陪我，伯父帶我去廁所用水洗傷口，因為髒髒的，後來爸爸上完課才回來接我回家，我是騎獨輪車跌倒的，回家後是媽媽幫我擦藥，過了幾天就好了。

受傷後爸爸就改成帶我去溜冰場練習，我有騎S型，騎杯子，玩雙龍版，玩得很開心，傷口比較好了之後，我有再回去騎十二個轉彎，是自己騎的，沒有幫我，可是我就不敢自己後退騎，因為有跌倒過會害怕，爸爸會站在旁邊保護我，因為要學會克服障礙，練習很多次，後來我就慢慢敢了。

幾天之後也有自己後退騎，都沒有幫忙，我有成功，會慢慢進步，爸爸說

蔡傑日記

掉下來沒有關係，不用去管獨輪車，獨輪車摔壞掉爸爸再去買新的，不要去救，只要人不要受傷就好了，後來也有練習新的技巧，是用跳的。

當時因為快過年了，我的生日也快到了，是一月九日，媽媽開始練習做蛋糕，大阪燒，也有做披薩，爸爸就叫我去幫媽媽做，會拍照，這樣比較好看，很好吃，有味道，也有做麵包，裡面是包奶油的，也有包巧克力，麵包有包很多東西，也有包菜，媽媽做的大阪燒很好吃，裡面有包玉米，有包馬鈴薯，很像薯條的口味，有時候也有包地瓜，我都喜歡吃。

我還有看到最後一張照片是拍生日蛋糕，那是媽媽買的，有巧克力，因為是我的生日，所以會買，不是自己做的，外面買的比較好吃，我很喜歡吃蛋糕，爸爸說喜歡吃就要自己練習做，平常媽媽在做的時候就要去幫忙，以後才會自己做。

03 從淚到笑的SOP

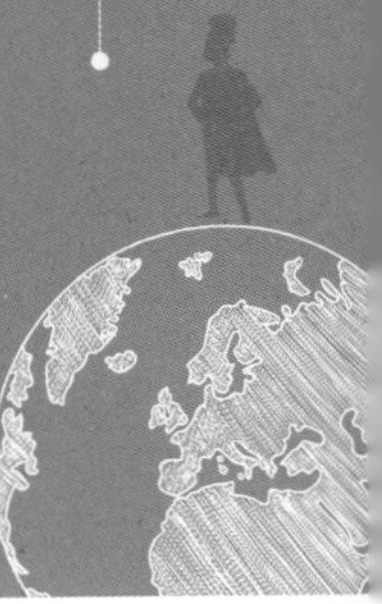

我的表情與語氣永遠保持平和，但，我也會讓孩子清楚知道，無論如何，我們都要一起把事情完成。

如果你以為學會在矮牆上騎獨輪車，繞過上百個障礙物是「最困難」的任務，那你可能猜錯了。

對蔡傑而言，寫作文要比騎獨輪車困難太多了；他連日常對話都不「輪轉」了，遑論下筆成文。

你能想像嗎？左頁這張圖片，是蔡傑小學六年級在學校裡寫的作文。乍看好像把稿紙都填滿了，有分段，也有標點，但你若仔細看，就會發現文章根本沒有內容，只是像跳針一樣，不斷重複著某幾句語意不清的話：「我的學校在那裡，有的人在那裡，有時在那個地方，人在那裡在的地方的人……我有一個人在那裡的，我有在那個地方玩……」

這篇不知所云的「作文」，其實忠實反映了他的生活。同樣的一句話，他可以永無止境連續講好幾年，做為他的爸爸，我當然不會覺得煩，只要他願意講、願意開口，我開心都來不及了，還嫌什麼？傑媽的態度也和我一樣，只要孩子願意講話，不管講什麼，都好！

我跟傑媽對蔡傑的包容從未改變，永遠不厭其煩，但是，這世界上並不只有我們而已，他的表達必須也能讓「其他地球人」也聽得懂、看得懂，才不會徒增許多生活上的麻煩。

每次回家作業，只要出了「作文」，就免不了一番苦戰。我相信，教小孩寫作文對許多家長來說，也是一件很困擾的事情，對我們來說，更是痛苦，我們經常花五、六個小時，還搞不定這一項作業。

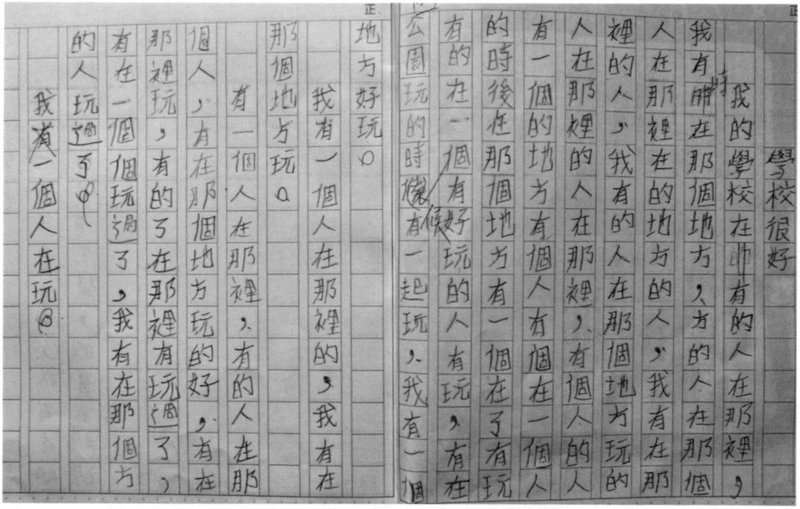
學校很好
我的學校在那有的人在那裡，我有時在那個地方，方的人在那個人在那裡在的地方的人，我有在那裡的人，我有的人在那個地方玩的人在那裡的人在那裡，有個人的人有一個的地方有個人有個在一個人的時後在那個地方有一個在了有玩有的在一個有好玩的人有玩，有在公園玩的時候有一起玩，我有一個地方好玩。
我有一個人在那裡的，我有在那個地方玩。
有一個人在那裡，有的人在那個人，有在那個地方玩的好，有在那裡玩，有的了在那裡有玩過了，有在一個個玩過了，我有在那個方的人玩過了。
我有一個人在玩。

蔡傑小學六年級在學校裡寫的作文。乍看好像把稿紙填都填滿了，但若仔細看，就會發現文章根本沒有內容。

當然，這跟孩子的先天障礙有關，我可以體諒孩子先天的限制，但不能因為有障礙，就把障礙當成藉口，而不去完成它。在可能的範圍內，我們還是要想辦法盡可能克服這個障礙。

通常，只要碰到孩子討厭的事情，都得經歷幾個SOP（標準作業流程）：首先，孩子會面有難色；接著，開始醞釀情緒，眼眶含淚；正式開始以後，從第一分鐘到可能第五個小時，孩子都是眼淚汪汪，一張苦瓜臉，甚至情緒失控。

而我的反應，則是「堅持到底」，無論如何，都要想辦法讓孩子完成。這麼多年來，不管孩子如何暴怒，甚至對我拳打腳踢，不管孩子怎麼摔東西、破壞家具……我都不會發作，始終以一種「溫柔但堅定」的態度面對一切。我的表情與語氣永遠保持平和，但，我也會讓孩子清楚知道，無論如何，我們都要一起把事情完成。

堅持到底是一件很痛苦的事情，為什麼我能做到保持淡定？

那是因為，孩子就像一面鏡子，他會像影印機一樣學習大人的情緒，我不能讓蔡傑複製這種反應。

雖然過程煎熬，但我們的SOP永遠是這樣的：從眼淚開始，以笑容收尾。

當我們一起做完這些最討厭、最排斥、最令人抓狂的事情以後，我們會一起綻放笑顏，我們又一起完成了一件艱鉅任務！

蔡傑日記

哭也沒用

爸爸陪我看了一本書，我覺得很感動，故事的主角他不能走路，就想辦法解決，因為生氣也沒有用，哭也沒有用，要自己想辦法克服，這也是爸爸常常對我說的話。

我學東西，學不好的時候，生氣、發脾氣，哭哭，爸爸就會說：「哭也沒用，學不好改過來，再試一次，再試一次，只要不放棄，一定會成功。」

現在我很少發脾氣，也很少再哭了，因為我知道那些也沒用，不如趕快去練習。

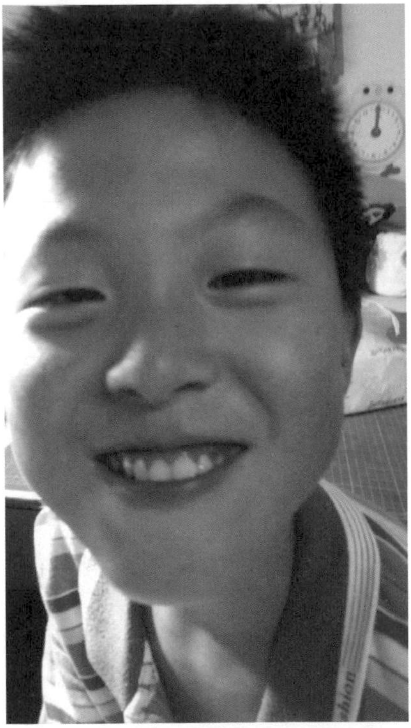

爸爸會說：「哭也沒用，只要不放棄，一定會成功。」

04 練習寫下你的心

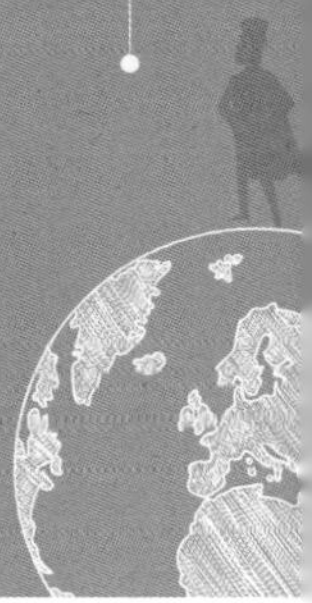

若一個人的人生中，有苦難言、有快樂難以分享、有心事卻無法被理解（甚至被誤解），這該有多麼寂寞啊？

在蔡傑個人的ＦＢ裡，有許多他自己寫的作文，很多網友看到之後，都會很訝異：他不是自閉兒嗎？這些作文到底是怎麼寫出來的？

這成績並非一蹴可幾，而是經過無數小時的練習，一點一滴累積極微小的進步，才慢慢達到今天的程度。

剛開始，我讓他先自己寫在稿紙上，通常這第一步也是花最多時間的——少則兩個小時起跳，多則八個小時也寫不完一篇，有時候甚至得花好幾天的時間才能寫完一篇。

我會陪伴他、引導他，讓他學會思考，想出一些生活上實際發生的事情來寫。而我選的題目也都很具體簡單，例如：「我的爸爸」、「我的媽媽」、「搭公車」、「游泳」、「打網球」……等，都是挑選他比較有感覺、有興趣的事情來寫。

為了讓孩子可以喜歡上寫作文這件事情，我刻意不用四百字或六百字的稿紙：因為稿紙的格子太多，會讓孩子更焦慮，覺得必須要填滿這些空格才行，若寫不完就不能解脫。

我多半拿A4的空白紙張給他寫，就像畫畫一樣，不要有任何侷限，只要寫滿就可以了。在這個階段，我不會給他任何壓力，只要他願意寫，怎麼寫都沒有關係，我也完全不會去糾正裡面的內容，只要寫完，就馬上給予獎勵，讓孩子有成就感，降低寫作文的痛苦。

雖然蔡傑並不聰明，但他也知道，只要把字寫大一點，寫沒幾個字，就可以寫滿過關了，對此，我總是睜一隻眼閉一隻眼，避免增加他的排斥感。幾個

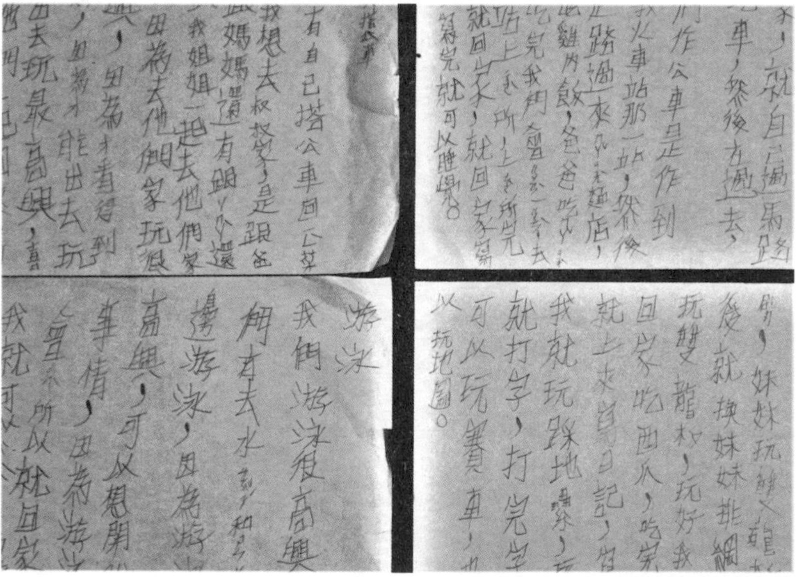

蔡傑的作文課1：第一階段，只要孩子把A4的紙張寫完，字寫多大都沒有關係。

月之後，他果然慢慢習慣寫作文這件事，有時候我沒跟他說要寫作文，他也會自動自發去寫。

等到他不再有壓力與痛苦的感覺、養成每天寫一篇作文的習慣之後，我才開始幫助他整理過去寫的那些文章。這時候，也已經累積相當大量的篇數了。

我請傑媽有空的時候，陪蔡傑修改過去那些作文的一些錯字、注音，和一些重複性或亂七八糟、不通順、一般人看不懂的句子。

因為蔡傑剛開始寫得實在不知所云，有很多篇一改，幾乎是整篇文章都要重來了。我也不急，就依照孩子的程度慢慢來，就算一篇作文要另外再花個一到四小時來訂正也沒有關係。跟這孩子相處多年，我早就習慣了凡事慢慢來。

如果蔡傑要把文章PO到他FB上面，最後還必須經過我這一關。我會讓蔡傑先將文章打上去，再來我會像媽媽一樣，陪他再修訂一次。

媽媽的標準比較寬鬆，蔡傑通常在媽媽那一關，都會開心地配合，但是到了我這一關，則常常又變成一把眼淚、一把鼻涕。因為即便媽媽修訂過了，有時候我陪他修改的幅度還是很大。

或許你會覺得我太嚴格了，有必要對寫作文這件事這麼執著嗎？

我的執著，是有一番苦心的；孩子的資質有限，我從未妄想過要訓練他寫出什麼文采斐然的作文，我的重點只有一個：清楚用「地球人的語言」表達自己的生活與心情。

若一個人的人生中，有苦難言、有快樂難以分享、有心事卻無法被理解（甚至被誤解），這該有多麼寂寞啊？我不希望我的孩子的人生這麼寂寞。

我知道他腦袋裡的詞彙不夠多，沒辦法透過文字詳細表達；但，寫不出來不代表他不記得那些事，也不代表他對那些事沒有感覺。由於蔡傑生活中大部分的事情都是我們一起經歷的，我總是會不厭其煩地引導他去回想那些生活情節，甚至整理自己的心情：就像蓋房子

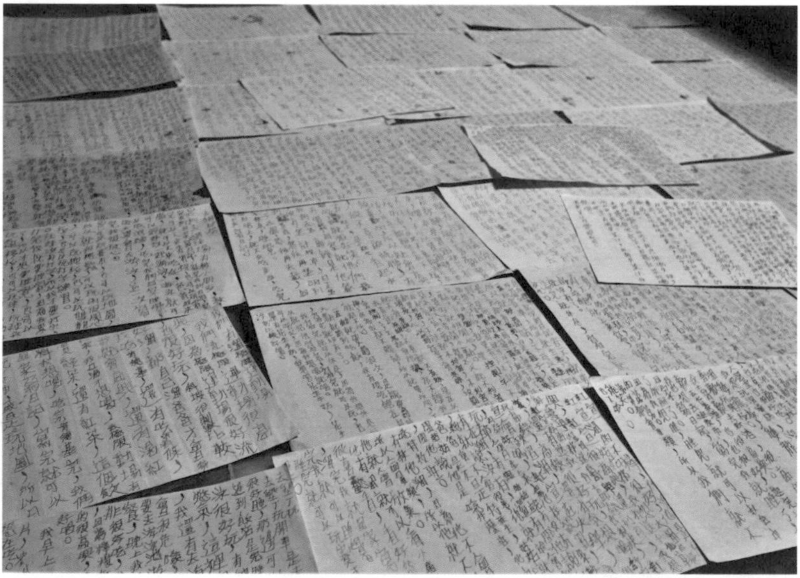

蔡傑的作文課2：在孩子沒有排斥感之後，才開始陪他訂正錯誤的階段。

一樣，先搭起一個可以支撐他思路的鷹架，幫助他發展想法。

一篇文章修改完之後，要PO上網路按下發布鍵之前，我會讓蔡傑開口先將整篇文章讀過五遍，然後用自己的話說一次給我聽，這過程又需要再另外花一到三個小時。

蔡傑的思路慢，他需要一次又一次的消化、反芻，才能真正轉化成他自己的東西。他必須自己「親自」走過這一遭才算大功告成，我跟傑媽不能代勞，否則，之前付出的努力都只是徒勞無功。

蔡傑FB的每一篇作文，都是經過至少十幾個小時的打磨，才「提煉」出來的。

這過程當然不輕鬆，所以蔡傑才會這麼抗拒，但我覺得這是一個很重要的訓練——不只是「寫」的訓練，更是一種「思考能力」的啟發。

後來，我決定把「蔡傑的FB」交給他來經營，目的不只是藉此訓練孩子寫作，同時也能鍛鍊他的口語與思考能力。

而一如蔡傑所有的練習項目一樣，學寫作文過程中的陣痛，完全值回票價。

當初，我看到蔡傑小學六年級的那篇空洞作文時，心裡非常難過，我的孩子怎麼會連最基本的表達能力都沒有呢？

我下定決心，一定要幫助他熬過這一關，我們不必磨練出多燦爛的文筆，我們只要把心裡的話說清楚、講明白，讓地球人知道你的感覺就好。

過去一直是如此，有訓練，就有進步；沒有訓練，則原地踏步。經過了幾年持續不懈的努力，寫作文這件事慢慢浮出成效：重複性的句子變少了，思考、判斷能力則是變強了，陳述事情的能力也提升許多。

有一次，阿嬤整理蔡傑房間時，發現一大堆他寫過的作文，她非常驚訝：「這……這全部是蔡傑寫的？怎麼可能？」她戴上老花眼鏡，整整花了三天才全部看完。看完後，老人家終於明白，為什麼我要這麼堅持。

蔡傑現在寫的作文雖然稱不上是什麼佳作，但起碼言之有物，而且，透過網路的分享，很多網友會留言鼓勵他，這也可以讓他練習跟人互動。雖然在寫作上，蔡傑的腦袋永遠不可能達到同年齡孩子的標準，但，我想他至少可以做到「讓別人理解自己的意思」。

不同處境的網友看到蔡傑寫出來的文章，會有不同的感受：家中同樣有遲緩兒的家庭，可以因此得到激勵；而沒有與特殊孩子相處過的人，也能體會到，在他作文背後那單純的美好。

我們一般人的腦袋太過聰明、太過複雜，想得太多。如果願意靜下心來，用心去感受，心靈會有一種被這孩子給淨化的感覺。如今看來，蔡傑的作文，不只是慢慢能夠寫出他的心了，甚至還能夠透過文字，打動許多人的心，對我來說，這就是整個「作文訓練」

過程中，最棒的獎勵了！

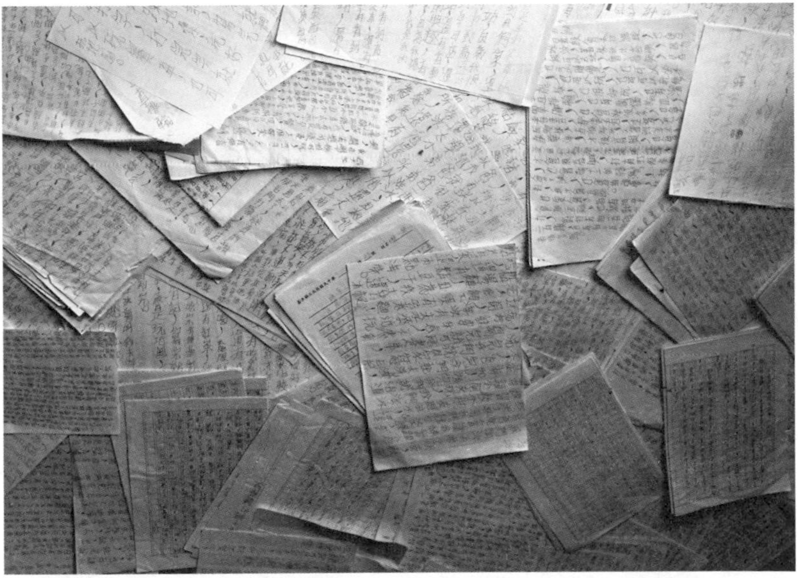

阿嬤整理蔡傑房間發現一大堆作文。

05 非看不可

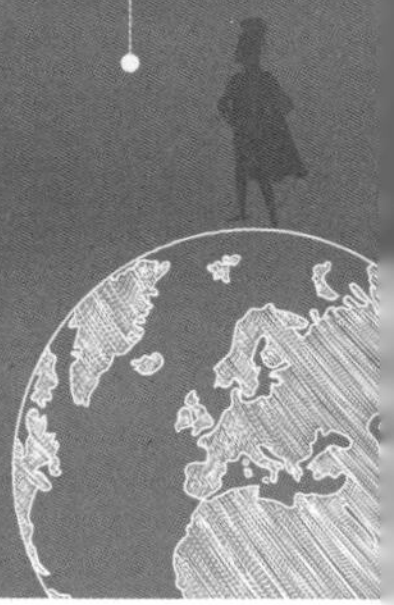

孩子整天面無表情，都不跟你互動，只有「看到」某種他想看的東西時，才會有幾秒鐘浮現生動的表情。

蔡傑小時候，只要想去某個地方、去看某個東西，就異常執著，非看到不可，不達目的，絕不罷休。

上一本書（《一路上，有我陪你》二〇一二年．時報出版）我有提到一件曾經讓我傷透腦筋的「ㄏㄚˊ ㄧㄝˋ」之謎。蔡傑很晚才學會說話，剛學會說話時，構音非常模糊難懂，他想去長庚醫院旁邊的公園，但卻講不清楚，只會一直重複「ㄏㄚˊ ㄧㄝˋ」、「ㄏㄚˊ ㄧㄝˋ」。大人無法理解，他又非去不可，一急起來就情緒失控。

我花費許多心力、時間，每天開車帶著他到處瞎轉找解答，日夜苦思，最後才「悟出」答案，解開糾纏好一段時間的「ㄏㄚˊ ㄧㄝˋ」魔咒。

蔡傑五歲時，我訓練他騎腳踏車時也是這樣，只要他騎到某一個地方，就是會停下車來，對著天空，瞇著眼睛，口中開始喃喃自語，彷彿在膜拜著某種神祇。

對於我們這種正常的地球人來說，這真的很令人費解，為什麼只要出去騎腳踏車，就「一定要」騎到這個地方、這個點，進行巫術般的「儀式」呢？如果我故意換個路線，他還是硬要繞去相同的地方，非得看到他要看的東西、進行完他怪異的「儀式」才肯罷休。

在他語言能力還相當薄弱的階段，類似情況層出不窮，如果沒讓他去看他想看的東西，肯定會鬧翻天。

而他喜歡看的東西，通常是一般人不會感興趣的。例如：汽車駕駛座上方的手把、馬路上的沙子、公車的排檔桿、磁磚的隙縫、火車、高鐵的鐵軌……我實在不曉得這些跟汽車相關的東西到底有何魅力？為何可以讓蔡傑這個自閉兒迷戀到無法自拔？弄到「非看不可」的地步？

如果孩子是好奇汽車的構造、原理也就罷了；但，孩子的腦袋結構並不是這樣，他只是純粹想「看」而已，也不想跟你討論，反正只要沒有「看」到，就崩潰抓狂。

帶孩子去看到他想看的東西以後，雖然會流露滿足的眼神與表情，但，這燦爛的一剎那，也就只有這短短的幾秒鐘，然後，就、沒、下、文、了……

換做是普通人，如果這麼強烈地想看什麼，一定說得出個理由吧？

但蔡傑卻不是這樣，純粹就是非看不可而已，沒有討論、沒有分享，當然更不可能會有什麼創造性的發展，這種「看」的意義，到底在哪裡？

我試圖引導他說出看的內容，希望帶出比較深入的討論，卻只是徒勞，而且還常常招致反效果，問得太多，只會讓他生氣而已。

有時候，我覺得我實在很「癡情」——孩子整天面無表情，都不跟你互動，沒有辦法發展出任何跟「人」有任何關係的興趣；親子之間也無法像一般人那樣親密地打成一片，只有「看到」某種他想看的東西時，才會有幾秒鐘浮現生動的表情。

而我，就只為了看到孩子那一瞬間生動的笑容，經常大老遠開著車帶孩子去看各種奇奇怪怪的東西。你說我像不像那種挖空心思、散盡千金，只為博得冰山美人那嫣然一笑的癡情漢？

沒辦法，誰教他是我兒子，而我是他的爸爸呢？這是我們之間斬不斷的孽緣，我心甘情願。

後來，隨著我給予蔡傑各種多樣化的訓練，刺激強度也不斷的提高、再提高，他開始有了很多想說話的動機，語言也有了突破。

雖然經過幾年之後，他依然還是保有過去那種「一定要看」的偏執傾向，不過，經過這麼多年的訓練與調整，非看不可的僵化行為逐漸有所改善，孩子慢慢學會了忍耐，不再因為沒有看到某樣東西而隨便發脾氣。

從小到大，孩子一直對交通工具情有獨鍾，只要搭高鐵、搭公車，就會浮現幸福無比的表情。我雖然很喜歡看他這種神情，但也有一點微妙的吃味；這孩子對車子，好像永遠比對父母親熱情……但這也是沒有辦法的事。

好幾次，我跟蔡傑一起搭高鐵時，孩子總是跟我重複提：「想看高鐵的駕駛是怎麼開車的。」這對他來說很重要，只要搭高鐵，他就一定會跟我提到這件事。如果在他小時候，他想看的東西就一定得看到，否則就抓狂給你看，但因為他現在大了，學會忍耐了，就算沒有看到，也不會隨便亂生氣，我也就沒特別帶他去看。

我對看高鐵駕駛的想法，其實就像一般人一樣，覺得那個有什麼好看的？就算看了，又能怎樣？你又不能上去開。而且，我實在很懶得拖著一大堆行李，陪他走到第一車廂去看，然後再折回自己的座位，太麻煩了。

沒想到，蔡傑這「非看不可」的執念，還真是強大無比。

有一天，我們又一起去搭高鐵，那一次，我要蔡傑自己去買票。之前經過很多次的訓練，他終於可以一個人買票了，雖然時間花得稍微久了一點，但至少成功買回車票了，我非常開心。

蔡傑買完票，很高興的拿給我看，當我看到車票的號碼時，忍不住愣了一下。

第一車1B，第一車1C，不會吧？第一車？

我因為演講的緣故，經常搭高鐵往返，一般而言，除非遇到特定假日或座位很滿，否則售票人員通常都盡可能將坐位安排在距離月臺出口比較近的車廂，如此，旅客就不用走太遠。過去，我搭高鐵拿到的車票號碼，多半都落在第五、六、七、八節車廂，從來沒拿過第一節車廂或第十二節車廂（最後一節）的車票。

現在又不是熱門的時段，有那麼多空位，售票人員怎麼會安排我們坐第一節車廂的座位呢？

我一開始還沒反應過來，只是有些納悶，停頓了一下，我才恍然大悟，那是因為，蔡傑要滿足自己那「非看不可」的願望——想看高鐵駕駛怎麼開車，這兩張車票，是距離駕駛最接近的座位。

我也終於明白，他為什麼剛剛買個票，要跟售票人員周旋那麼久了。

雖然還是非看不可，但這次，他可是自己解決問題、實現願望呢。

畢竟他的語言模式還是有點怪異，跟一般人不太一樣，我不知道他到底是怎麼跟售票人員溝通的，總之，他辦到了！

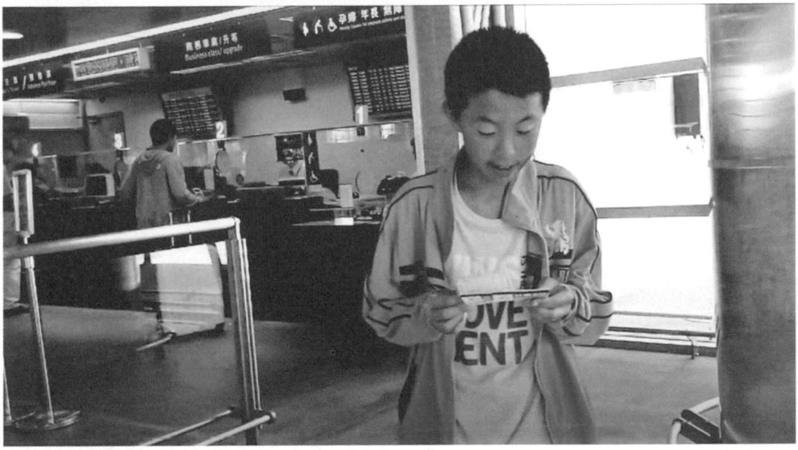

這次，他可是自己解決問題、實現了非看不可願望呢。

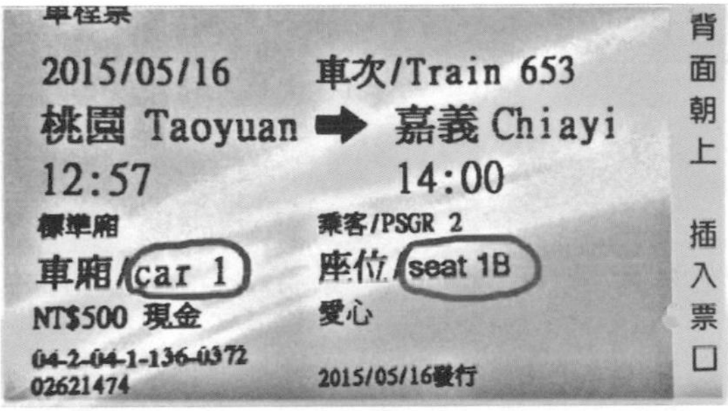

單程票
2015/05/16 車次/Train 653
桃園 Taoyuan ➡ 嘉義 Chiayi
12:57 14:00
標準廂 乘客/PSGR 2
車廂/car 1 座位/seat 1B
NT$500 現金 愛心
04-2-04-1-136-0372
02621474 2015/05/16發行
背面朝上 插入票口

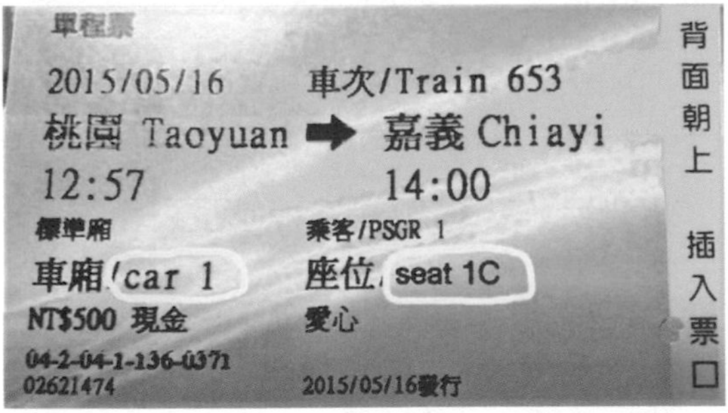

單程票
2015/05/16 車次/Train 653
桃園 Taoyuan ➡ 嘉義 Chiayi
12:57 14:00
標準廂 乘客/PSGR 1
車廂/car 1 座位/seat 1C
NT$500 現金 愛心
04-2-04-1-136-0371
02621474 2015/05/16發行
背面朝上 插入票口

第一車1B，第一車1C。

06 不再只是機器人

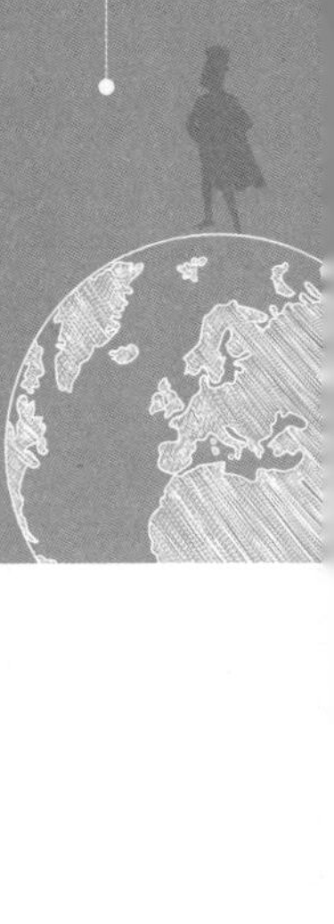

我不敢相信，他居然會「主動」去做自己不怎麼喜歡做的事情，而且居然可以持續那麼久。

以前的蔡傑，有一點像是機器人，一個指令、一個動作。

以運動為例，我們通常鍛鍊一段時間以後，會休息片刻、喝點飲料，然後我會告訴他：「好了，我們繼續。」蔡傑很聽話，我說繼續練習，他就會繼續練習；但如果我沒說話，他就會一直坐著休息，不會主動去練習。

他唯一會自己主動去練習的運動只有一項：雙龍板。他對這項運動的技巧已經很純熟，而且非常喜歡；至於其他，都是要有指令，才有動作。過去十年以來，不管訓練什麼項目，都是如此。

但是，在國二開學的第一天，卻出現了一個很不尋常的狀況。

那天放學，我一如往常接孩子前往網球場，練習告一段落，也一如往常暫停休息、喝飲料。休息的時候，我拿出手機看一些訊息與資料，若是以前，我沒有叫蔡傑繼續打，他就會靜靜坐著繼續休息。

可是，那一天他看我在忙，竟自己拿了籃球，開始練習起上籃的動作。

上籃不比投籃，投籃不需要跑，體力消耗少，不會太累；但上籃則是一個連續動作，需要跑動，會喘、會累。暑假兩個月訓練下來，我很清楚蔡傑其實並不喜歡上籃練習，也常常被我糾正而感到不開心。只要我說：「來練習上籃。」他總是練得意興闌珊。

想不到他那天竟然會自己「主動」去練上籃，太讓我訝異了！

我原本想，他應該練沒幾次就會過來跟我打網球了，但，他沒有過來，而是反覆練習著上籃的動作，投出球以後，沒進，繼續跑；投進了，自己加一分，然後再繼續跑，完全沒中斷休息。

我在旁邊看他練了好久，整整半小時過去了，還在勤練不輟，我忍不住拿出相機，想把這一段記錄下來。

一般家長可能覺得「孩子自己去練習上籃，這有什麼？」但作為一個自閉兒的主要訓練者，我太清楚蔡傑的習性了，一定要有指令，才會有動作，從來就沒有所謂「自發性」動作；特別是面對自己不是那麼喜歡的事情，更是不可能。

然而，國二開學的第一天，在我沒有給他指令的情況下，他「自己」跑去練習了……

那一刻，我熱淚盈眶，好想哭。

那種震撼與喜悅，筆墨難以形容。就像當年我一直盼望孩子可以叫我一聲「爸爸」，但卻始終等不到。直到某一天，孩子看著我，第一次叫我「爸爸」時，我簡直高興得想去放鞭炮，告訴全世界所有的人：「我兒子會說話了！」、「他終於說話了！」

一輩子我都不會忘記那一刻的激動，而那種感覺，在這一刻又出現了。

我不敢相信，他居然會「主動」去做自己不怎麼喜歡做的事情，而且居然可以持續那麼久。我不發一語，怕中斷了這神奇的一刻，只是靜靜地在旁邊跟拍，直到天黑，直到完全看不見，直到媽媽開車過來接我們。

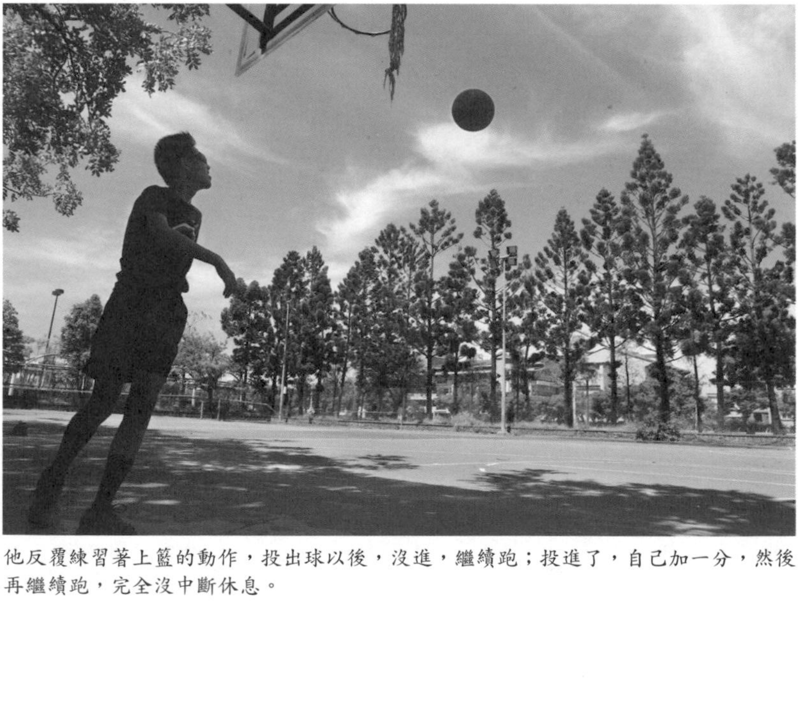

他反覆練習著上籃的動作，投出球以後，沒進，繼續跑；投進了，自己加一分，然後再繼續跑，完全沒中斷休息。

原以為，這已經是那一天最大的驚奇了，但接下來，蔡傑又帶來了另一個驚喜。

回到家，他吃完飯到樓上寫功課，半小時後，我也上去了，看他一個人很認真地在檢查作業本，我問他：「今天的功課是什麼？」

他說：「今天沒功課。」

「那你寫了老半天是在寫什麼？」

他拿了一張紙給我，內容是他今天練球的作文，我又再次被他嚇了一跳！

對蔡傑來說，作文，是一件比練球更痛苦百倍的事情。他從小學六年級開始，就被我逼著要練習寫，不知道經歷了多少的哭泣、抗拒與胡鬧，才終於可以安靜地坐著寫完一篇作文。

以前，寫一篇作文要花十六小時，現在可以在半小時完成；以前，只能勉強寫幾個字，現在已經可以寫完幾百字。這中間的過程非常艱辛，我一直都很清楚，他學得很累，討厭死寫作文了！

每次蔡傑寫作文，都是我說要寫、指定好題目，並且死纏爛打在旁邊陪著寫，他才會勉強寫。若不這樣做，一篇作文，可能寫一輩子也寫不完！

沒想到，他居然會自己「主動」去寫作文！到底是怎麼回事？腦袋燒壞了嗎？

太太上來以後，我問她：「妳有叫蔡傑寫作文嗎？」她說：「沒有啊！」我拿剛剛蔡傑完成的作文給她看，她和我一樣露出不可置信的表情。

「我可以哭一下嗎？十年了，整整十年了……妳知道的，我訓練了那麼久，終於等到孩子出現『自發性』的行為了！」

就在我百感交集之際，蔡傑靠近了，他說：「打籃球的影片我要PO上去，因為同學會看，學長、學姐、學弟、學妹會看。」

什麼，我有沒有聽錯啊？今天的驚奇還沒完嗎？怎麼可能？蔡傑怎麼有能力說出這樣的句子？

蔡傑有自己的FB帳號，但他FB的內容，可以說全都是被我鞭策出來的。大部分的情況，他都是心不甘、情不願的去完成爸爸的要求；但如今，他居然是「自己」想要上傳「自己想要」的內容，這、這……真是太不可思議了！

我和太太還處在錯愕的狀態時，蔡傑竟又自己拿了膠帶，準備要去黏地板的灰塵，「主動」想整理房間，在黏地板的過程中，他還跟媽媽說了一句：「媽媽，等一下我來幫忙對統一發票。」哎呀，這下子換太太也想哭了。

隔天，老師寫了聯絡簿，提到蔡傑進教室後，自己主動去打掃。是的，是「自己主動」要去打掃。當天晚上，我買了消夜獎勵他，希望他能夠繼續保持下去。

孩子的「自發性」一直是讓我很擔憂的事情，要家長或老師開口，孩子才會去做什麼，若沒有特別去教，就完全沒有自發行為；但將來要在社會上生存，像機器人一樣怎麼行呢？

所以，蔡傑那天一連串的自發行為，才會讓我這麼激動。

我們夫妻總算等到了這一天，我們那外星球的孩子終於要「轉大人」了！

我花了三天時間，完成他那天下午打籃球的影片，這歷史性的一刻，我一定要幫他記錄下來。這一天是民國一〇五年八月二十九日，國中二年級開學第一天。對普通國中生來說，或許只是某一個平凡的日子，但對我們家蔡傑來說，卻是一個里程碑。

他不再只是個機器人，而是一個有自己想法的男孩了！

07 他不優秀，但他是肯吃苦的好男兒

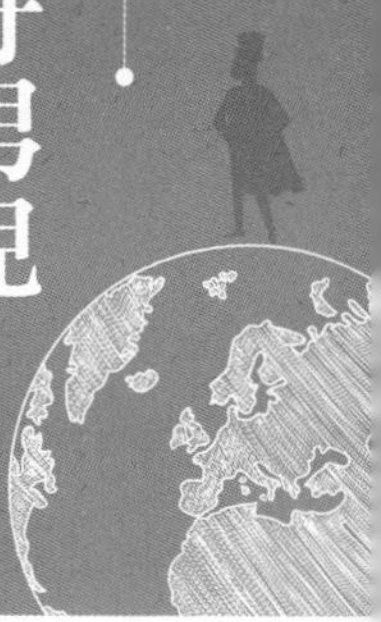

在日復一日的各種操練下，蔡傑絕對不是容易被壓爛的草莓族，他早已被磨練成一個能夠吃苦耐勞的孩子。

只要是寒暑假期間，我一定每天「親自」訓練蔡傑運動，不管任何運動，親力親為，絕不假手於他人，十幾年如一日。

在孩子很小的時候，主要的重擔都來自心理壓力，要處理動不動就哭鬧、抗拒、情緒失控的孩子，心裡難免煩躁，需要自我調適；但在體力上，因為我的健康狀況還不錯，從未發生過無法應付高強度訓練的問題。

只是當孩子逐漸長大，一天比一天強壯，而我則慢慢走下坡，實在不得不承認，在體力上，訓練孩子開始對我構成不小的負擔。

有一次，我們在做網球訓練，蔡傑一個快速球殺過來，我為了打回那顆球，使出洪荒之力，一個箭步跳躍上前接到後反殺回去！

雖然成功化解危機，但因為用力過度，竟然閃到腰了；而球反殺過去之後，我以為蔡傑應該打不到我的球，沒想到他身手矯捷，竟又立刻反擊回來！為了接這要命的一球，我再度奮力衝上前去回擊，而我的腰，就因此再度閃到第二次……

沒想到，這小子已經厲害到能對我造成運動傷害了，我的心情有點複雜，自嘆歲月不饒人，但同時又難掩喜悅，孩子愈來愈強壯了。

不過，因為實在太痛了，接下來幾天我必須到醫院復健，沒辦法繼續訓練蔡傑打球，而我不能陪蔡傑的日子，只好由媽媽來接手了。

蔡傑放暑假之前，傑媽有跟我提到工地很缺工人，事情都做不完，連身為管理者的她都要自己跳下去做。我就說：「等蔡傑放暑假後，妳要不要讓蔡傑去試試看？」

太太聽了面有難色，托辭拒絕了。我知道她是怕麻煩，她在工地很忙，除了自己的事情要處理，還要應付一大堆廠商、客戶、工人，如果再加上一個蔡傑，那真的是很麻煩。

但我不死心，一直遊說太太：「如果不讓他歷練，以後蔡傑進入職場，每個人都嫌他麻煩、沒有人願意教他、沒有人可以像我這樣有耐心，他就會處處碰壁，如果我們自己當父母都抱持逃避心態，現實的社會又怎麼能容下我們這種特殊的孩子？

「現在妳缺工人，不給孩子機會練習，讓他去體會工作職場的現實，怕這個危險、怕那個會被指指點點，什麼都不敢！以後他長大了，沒有學校可以讀了，我們就要自己養一輩子！然後再來抱怨小時候沒有好好教，妳要這樣子嗎？」

除了遊說傑媽，我也常常鼓勵蔡傑：「你如果肯吃苦，到媽媽的工地去工作，如果你很認真做，爸爸就會付你薪水，你就可以用自己賺的錢買東西，不管你買什麼，我都不會管你，因為那是你自己賺的錢。」

這些話，我講了好幾個星期，但太太還是不敢承諾，老是推託說：「等我有空一點、等我有空一點……」

如今，因為我閃到腰，不能走路，無法訓練蔡傑，讓蔡傑到工地「實習」這件事總算出現契機了！

因為我的復健還需要一段時間，傑媽無可奈何，終於肯勇敢跨出第一步，讓蔡傑跟她到工地做了幾天。

媽媽把蔡傑工作狀況的照片傳給我看，當我看到照片中身量已經像個年輕人的蔡傑，全神貫注地為牆面批土、粉刷、用高壓槍清潔樓地板……時，我感到無比欣慰。

十幾年來，蔡傑生活上大大小小的訓練，我都事必躬親，所以我比任何人都瞭解孩子的成長軌跡。在日復一日的各種操練下，蔡傑絕對不是容易被壓爛的草莓族，他早已被磨練成一個能夠吃苦耐勞的孩子。為了養成孩子這個「吃苦當做吃補」的特質，我不知道花費多少心血。

我看他工作時的認真神情，就知道這孩子可以成為一個耐煩耐操、任勞任怨的好員工——只要有老闆願意給他機會，並付出多一點點的耐心來理解不懂人情世故的他，就會知道蔡傑的好。

我會更努力的，幫助蔡傑變得愈來愈好。我深信，每個人的條件不同，我們或許沒有辦法成為優秀的人，但，我們都可以努力讓自己成為有用的人。

我知道，我的孩子雖不優秀，但他絕對是一個有用的好男兒，我為他驕傲！

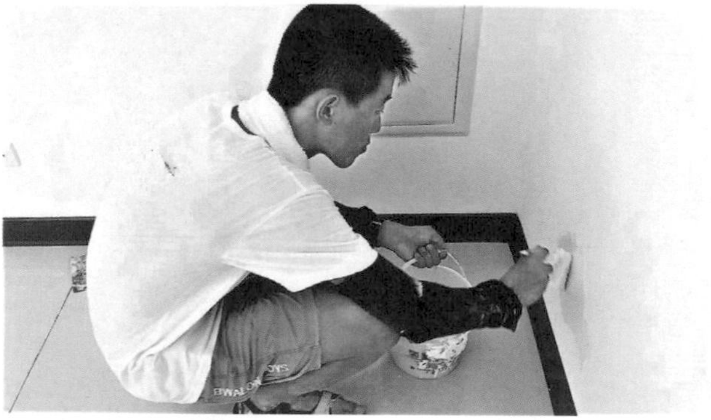

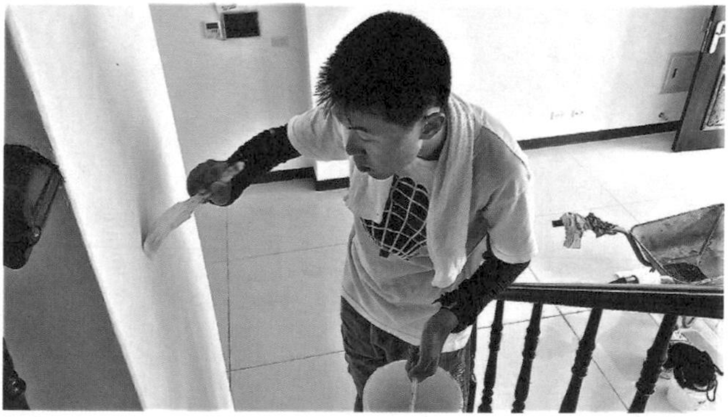

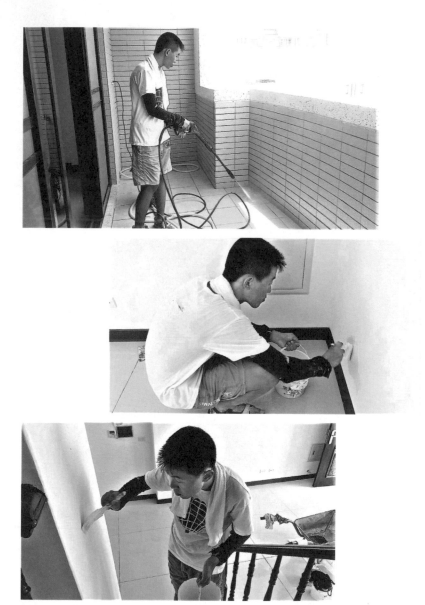

我看他工作時的認真神情，就知道這孩子可以成為一個耐煩耐操、任勞任怨的好員工。

08 就算爸爸沒在身邊保護

蔡傑是我親手訓練出來的，我知道，就算爸爸沒有在旁邊保護，他也可以獨立，並且做得很好。

有一次，大哥和姪女回南部，父女倆在聊天，提到放學時間大哥去接姪女，姪女卻要求大哥把車子停在距離校門口遠一點的地方，不要讓她的同學看到；因為大哥是開貨車的，不好看。我看到姪女這樣嫌棄她爸爸，做叔叔的看不過去，馬上數落了她一頓。

不過，我後來回頭想想，半大不小的孩子都很重視同儕眼光，真的會有一些莫名其妙的面子問題，我自己以前不也如此嗎？

記得以前念小學的時候，學校午餐有很多選擇，自己帶便當、買泡麵、買麵包，或是中午由家長送便當到學校。我最害怕的就是媽媽親自幫我送便當，因為我會覺得有一點「丟臉」……

媽媽的化妝技術實在不是很好，素顏時看起來很自然，沒什麼問題，但化了妝以後，嗯，真的不知道該怎麼形容……有一次，同學看到媽媽來學校送飯，就開始取笑我：「你媽媽為什麼送個便當，要把自己化得像唱歌仔戲一樣。」

小時候，我可不敢像姪女一樣，直接跟媽媽「反映問題」，那可是會被賞巴掌的。但不管有沒有說出來，成長過程中，就是會有一段時間臉皮超薄、自尊過剩，很怕爸媽讓我們丟臉、怕同學覺得我們還是無法斷奶的小孩子。用現在的話說：我們不想讓同儕覺得我們是「爸寶」或「媽寶」。

有時候，我會覺得我很幸福，因為我從來沒有被蔡傑嫌棄過。就算我每天騎著破舊的野狼機車，穿著汗衫、短褲、拖鞋，不修邊幅地在校門口等他放學，他還是每天都笑瞇瞇走出校門，開開心心地迎向爸爸，父子倆一起快樂回家。

因為這孩子很單純，詞彙不豐富、腦袋不夠聰明，不足以指點評論別人，對周遭的眼光也比較遲鈍，所以才會一直毫無心眼。

我本來以為我們父子應該會這樣過一輩子，但後來，我發現情況似乎慢慢改變了……

他竟然開始不要我陪他一起騎腳踏車上學或放學！

自從搭公車事件以後，我每天都會陪蔡傑騎腳踏車上學，國一時相安無事，但國二以後，他卻不希望我再跟他一起騎腳踏車上學了。

以前他放學之後，我們經常去距離學校四公里的網球訓練場打網球，通常都是打到天黑看不見了才會結束訓練。這段路沒有路燈，再加上離家還有六公里遠，我擔心蔡傑騎腳踏車視線不良會發生意外，所以我會騎摩托車跟在他後面保護他。

以前他都會讓我跟，現在卻不行了，我若執意要跟，他會不悅地一直要求我離開。這跟同儕壓力無關，畢竟這不是放學時間，也不是在校門口，根本不會有同學看到，他只是想一個人騎回家，不要我的保護。後來我只好假裝先騎走，然後再繞路偷偷跟蹤他，並且小心翼翼不要被他發現。

隨著年紀漸長，孩子這樣趕爸爸離開的舉動愈來愈明顯，我開始有一點落寞的感覺；因為十幾年來，都是這樣過，所以我一直覺得自己是深深被孩子需要著的。

但另一方面，我覺得自己好像也該為此欣喜，因為這意味著孩子翅膀漸漸長硬了，想要獨立了，才會想趕爸爸走。

後來，我也真的放手，不再跟隨了。蔡傑國三時，有一回我到學校開會，資源班老師會後跟我閒聊時，問我：「你怎麼敢每天讓蔡傑騎腳踏車上學？」

這趟長達十公里的上學路，即使蔡傑已經騎了三年，老師還是覺得很不可思議。一般家長絕對不可能讓一個自閉兒，獨自騎十公里的腳踏車上下學的，要嘛讓孩子搭專為身心障礙學生設立的校車，要嘛親自接送。即使是正常的孩子，大部分家長也會因為顧慮路程太遠而讓孩子搭公車，不會有人願意讓孩子每天這樣吃苦。

但我知道，我的孩子是可以的。

蔡傑是我親手訓練出來的，而且不是一天、兩天，也不是一年、兩年，而是十幾年的光陰歲月。

這麼多年來，我們一起處理過很多馬路上可能遭遇的問題，例如：不小心跟人擦撞；汽車或摩托車不遵守交通規則，突然闖紅燈；前方車輛速度太慢，要怎麼超車；沒有交通號誌的路段，該如何判斷過馬路的時機；腳踏車萬一壞掉，該怎麼排除故障；萬一身體不舒服，該怎麼求救……

別人或許不知道，但我充分瞭解他在馬路上騎腳踏車的技巧與應變能力，我知道，就算爸爸沒有在旁邊保護，他也可以獨立，並且做得很好。

CHAPTER 3

星星少年的心事

雖然他真的不靈光，但他一直很認真，
想讓自己變得更好，努力讓自己更像個「一般人」，
不要被貼上自閉症的標籤。

01 人家都不跟我聊天

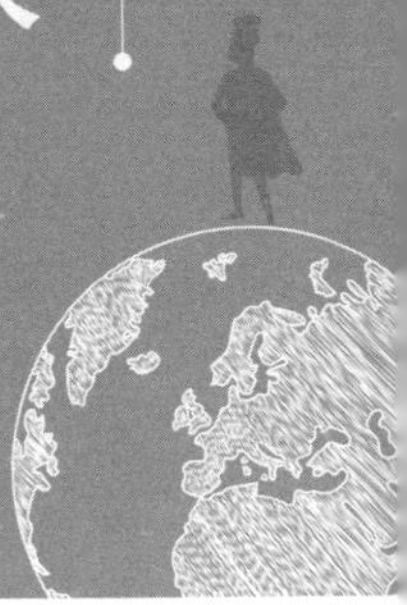

學校絕不單單只是學習知識的地方而已，更是一個可以幫助特殊兒學會人際互動的重要練習場。

「人家都不跟我聊天。」

有時候，蔡傑放學回家會這麼對我說。

為了幫助他融入環境，以前我常鼓勵他進到學校，下課時間一定要多主動去找同學聊天；多練習、多互動，才會進步，還要他每天放學回家，跟我報告今天在學校有跟誰聊天、有跟誰一起玩。

蔡傑是個單純的孩子，只要是從爸爸口中說出來的話，對他而言就是聖旨，我相信他在學校一定會乖乖照著我的建議去找同學互動、努力想要融入團體。

一般正常的孩子，很早就有感知周遭環境、察言觀色的能力，本能就知道要如何在團體裡討好同儕、跟其他人建立友好關係；然而，蔡傑這樣的孩子就是沒有這樣的「本能」，人際互動對他來說是一件非常困難的事情。

蔡傑不但不擅長判讀環境氛圍，又經常說著重複的話語，在不恰當的時間或地點講奇怪的話，或是做出奇怪的舉動；因此，即使他很努力想跟大家做朋友，卻經常會踢到鐵板，當然，也遇過歧視與霸凌。

一直以來，不管孩子在什麼階段，他總是跟不上人家，總是沒辦法發展出那個年紀應有的能力，作為家長，我能怎麼辦？著急、心疼都沒有用，我只能盡一切能力，該教的、該做的，我從來不會偷懶；但是，人類有很多的生存技巧是無法在家養成，必須靠「團體生活」來培養，只有學校才能提供這樣的環境。

學校，對於一般學生的家長而言，是讓孩子學習知識的地方；但，對特殊生家長而言，學校絕不單單只是學習知識的地方而已，更是一個可以幫助特殊兒學會人際互動的重要練習場。

如果很幸運遇到一個有耐心的老師，當學生又「白目」地在不對的時間講不對的話時，或許會試著引導他說出得體的話，創造一些練習的機會，幫助他融入環境，那是最好不過。但畢竟老師要顧及班上其他學生，維持團體生活的秩序，那麼可能就會糾正他，或是直接要他安靜。若真如此，我其實也不怪老師，畢竟當老師跟當家長的立場是不一樣的，易地而處，我真的能體諒。

像蔡傑這樣的孩子，在人際互動上會遭遇許多挫敗，完全可以預見。做為父親，我當然很心疼，但我還是鼓勵孩子不要放棄，要勇敢去練習、厚著臉皮去突破，如果有錯，就改過來，一點一滴累積生活上的經驗，自然就會愈來愈好。

我一直試著讓蔡傑瞭解，失敗沒什麼可怕的，有失敗的經驗，我們才會知道哪裡需要修正，而不是因為怕被嘲笑或歧視，就什麼都不做。這過程中一定會有失敗，也可能被人家嘲笑、被同學歧視，這些都沒有關係，回到家，爸爸會幫你療傷。

這麼多年過去了，蔡傑的語言能力也確實慢慢進步，詞彙越來越多，當然，他跟一般學生相比還是差異很大，但跟他自己的程度來比，我真的覺得他一直都有突破性的發展。這些年，不管他講得好不好，他一直沒有放棄練習的機會，或許他的進步很微小，但他確確實實一直不斷在進步著。

隨著孩子進入各種不同的階段，我對他的教育方式與期望標準也會有所不同。當孩子的語言能力慢慢成長，我就比較不像從前那麼要求他要主動跟人家互動；到了這個階段，主動去聊天已經不是重點了，學習的重點變成要判讀環境氛圍與察言觀色，這樣才能和他人自然產生互動。

有趣的是，我發現原本對外界無感的蔡傑，似乎也慢慢開始會在乎別人對他的看法，他知道自己有自閉症、知道自己跟同學是「不太一樣」的。對大多數的小孩來說，可能早在幼稚園階段就懂得「在乎別人的看法」，但我家蔡傑卻直到讀國中以後，才開始產生這種意識。我一方面感到有點不捨，擔心他會因此感到自卑，陷入「為什麼我會得到這種病？」「為什麼會是我？」的困惑；但另一方面，又很欣慰他終於有點「開竅」。

而蔡傑最讓我疼惜的是，雖然他真的不靈光，但他一直很認真，想讓自己變得更好，努力讓自己更像個「一般人」，不要被貼上自閉症的標籤。

我不知道他要努力多久才能成功蛻變，我只知道，身為他的父親，無論等多久，我都願意等。

觀察

我有觀察別人怎麼聊天，星期五在資源班有跟官同學聊，因為我有主動找同學，所以老師說我很棒，也有寫聯絡簿給家長看，爸爸就會獎勵我。

我有練習問資源班同學：「有沒有空，要跟我一起打籃球嗎？」同學說：「可以一起打籃球。」我說：「你先投三顆，然後再換我。」他說：「可以。」我們就這樣打到上課，先練習跟資源班同學說話聊天，再慢慢進步到可以跟自己班上同學聊。

我看別人講話的方式，好的我就學起來，再找人練習如何聊天，我有試著找盧同學聊，有觀察人家怎麼對話，要注意去聽，也要看人家的表情，這樣才能學得會。

爸爸跟媽媽平常都會提醒我，在學校下課時間不要自己一個人發呆走來走去，要去聽人家在聊什麼，主動找人互動，要聊人家有興趣的，不只會要聊自己有興趣的，這樣就可以交很多朋友，以前我都不會聊天，也不會交朋

蔡傑日記

友，沒有人理我，我會難過，我希望人家跟我聊。

聊天，要自己想話題，要聊新的，不能只聊一樣的話，有一次我有問同學：「早餐吃什麼？」同學說：「吃三明治，喝奶茶。」我接著說：「我早上在家裡吃，有喝麥片。」還有繼續問：「你是怎麼去學校的？」同學說：「媽媽載的。」你一句我一句慢慢練習。

手機也可以用打字來聊天，一邊練習打字一邊還有時間可以想話題，這樣就可以在網路上聊了，或是傳訊息，也可以交朋友，觀察很多。

聊的話題都要不一樣，才可以一直聊下去，不然只會說重複的話，人家就不跟我聊了，所以我在學校要多練習，如果有成功的互動，我想要請老師或是同學幫忙拍下來，傳給爸爸看，這樣爸爸才知道我會跟人家互動。

老師星期四有寫聯絡簿，上面有說，我跟同學互動有進步，表現很好，爸爸後來有看到，很開心，為了獎勵我，買我最喜歡吃的消夜給我吃，有西瓜汁，也有滷味，所以我也跟著爸爸一起開心。

02 願你成為「奇蹟男孩」

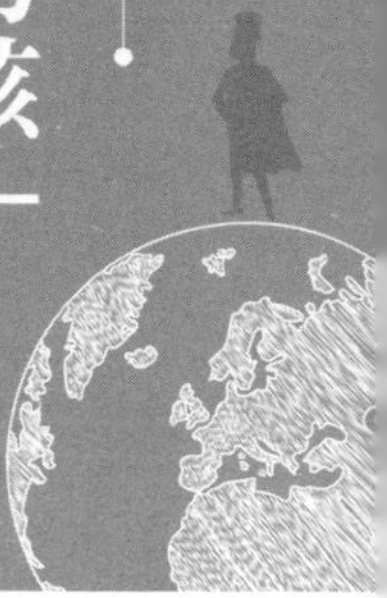

我願意像奧吉的爸媽一樣，做蔡傑永遠的後盾，鼓勵他用正面的態度，去面對也許不這麼友善的環境。

前幾年，我的國中老師送了一本少年小說——《奇蹟男孩》給我，主角奧吉是一個臉部畸形的男孩，可想而知，因為這個缺陷，奧吉進入校園以後，必然會遭遇到許多歧視與霸凌。

蔡傑跟奧吉的困境雖然不同，但同樣都是有缺陷的孩子，這樣的孩子，在人際關係上所需面對的挑戰，勢必比普通孩子更多。

就像《奇蹟男孩》那本書裡描述的情節，奧吉或蔡傑身邊的人，在面對他們這種「異類」時，部分人會特別溫柔仁慈，而部分人，則會歧視甚至欺負那些跟自己不同而又弱小的人。

教養蔡傑這些年來，我對於人性中的善與惡，感觸特別深。

蔡傑在念幼稚園時，有時候幫孩子洗澡，會發現他身上有一些莫名其妙的瘀血或抓痕，因為他不會講話，無法交代這些傷痕的來源，我們只能默默幫他擦藥療傷。

孩子年紀小時，大家都還不懂事，大致上都還可以玩在一起，歧視的問題並不常見；但是隨著他年齡增長，升上小學高年級之後，情況就慢慢改變。

我們在外用餐時，偶爾會巧遇蔡傑的同學跟家人一起來吃飯，通常我會帶著孩子去向同學打招呼，然後才回座位吃飯，有些家庭會給予善意的回應，但，並不是每個家庭都這麼溫暖。

有些同學會使眼色暗示他的父母：蔡傑「不是正常人」；有些人甚至還會出言訕笑，用「傻瓜」、「白癡」、「笨蛋」等字眼來形容蔡傑。

這種事情，我已經在不同場合、不同對象的情況下，遇過很多次。我可以理解，一種米養百樣人，在任何群體中，都會有善良與沒那麼善良的人，這是融合教育（注）下很現實的一面，也是身為特殊兒家長必須要學會承受的事情。而蔡傑本人因為智商不夠高，所以聽不懂同儕話語中的歧視，人家講他，他仍是一派無感，所以我也就算了，不會追究。

但是，讓我比較不好受的是，如果連我這個家長在場時，蔡傑都還會遭到這種待遇，

注：將身心障礙兒童安插於普通班級接受教育，以幫助身心障礙兒童適應一般環境。

那麼當我不在場的時候，他會怎麼被惡劣的同學對待呢？光想像，我就覺得不捨。

蔡傑剛升國二時，有一次，我帶蔡傑去外面吃早餐，店裡面有很多國中生，我正在訓練蔡傑點餐時，突然背後有人叫了一聲：「蔡傑！」我轉頭回去看，有七八個男孩，不知道是哪一個叫他。

我要蔡傑指給我看，原來是蔡傑的小學同學，我們姑且稱他為A同學吧。我一如往常帶著孩子一起去打招呼。但就在蔡傑跟他打招呼時，A同學臉上露出一抹鄙夷的微笑。

看到這表情，我心裡就有數了，A同學叫住蔡傑，並不是想聯絡感情，只是想要嘲弄他罷了。

店員叫我去櫃臺取餐時，我聽蔡傑問A同學：「你是不是學長？」

A同學一聽，捧腹大笑：「對啊！我是你學長！」

他笑得很誇張，好像遇到天下第一等可笑之事，邊笑還邊敲桌子，試圖起鬨要讓其他人也一起來笑蔡傑。

蔡傑那句「你是不是學長？」的意思其實是：「你是不是也和我一樣都當學長了？」因為他們都已經升上國二了，底下有了國一的學弟妹，蔡傑對於自己要「當學長」這件事興致勃勃，一天到晚都在跟我講要「當學長」、「要長高」的事。他那句話，只是想跟對方分享「當學長」的喜悅，問題是蔡傑沒辦法完整表達句子，只會簡短說：「你是不是學長？」

而A同學卻彷彿抓到什麼把柄似的狂笑不已，窮追猛打取笑他：「哈哈！對啊！叫我學長啊！快點叫啊！哈哈哈！」

我看情勢不對，趕緊放下餐點走過去，試圖轉移話題，問A同學：「你現在讀哪一所國中？」他回答之後，竟然沒有放棄嘲笑蔡傑，還是手舞足蹈不斷鼓動他的同伴也一起來嘲笑這宇宙無敵大傻瓜。

到這裡，我的臉色已經變了，不發一語，目光直接掃向其他男孩。他的同儕在我的視線壓力下，都不敢跟著嘲笑，但A同學不知道是性情特別乖張，還是以前欺負蔡傑欺負習慣了，竟無法收斂，還是一直在我面前嘲笑蔡傑！

我沉默不語，只是目不轉睛直視著A同學，一秒鐘、兩秒鐘、三秒鐘……直到周遭空氣彷彿凝結，他這才終於收起那鄙夷的笑容，訕訕轉過頭去，不敢與我對視。

我這時，才回櫃臺拿餐點帶著蔡傑一起去用餐，但就在我們回座以後，那個男孩竟然又繼續起鬨了，仍然不放棄要用取笑別人的方式，來彰顯自己在同儕之間的價值。

我沒有過去找A同學理論，只是稍微調整座位方向，面對他、直視他。他知道我在看他，越講越心虛，越笑越尷尬，他身邊的人其實也都有在偷看我，都不敢附和；最後，那群孩子都低著頭離開了。

這一餐，我簡直難以下嚥，心中非常難過。

我們經常看到校園霸凌的新聞，一大堆人欺負一個人，難道，這所有人都跟受暴者有深仇大恨嗎？通常不是這樣，頂多一二個人跟受暴者有過節，其他人則多半都是跟著那少數「意見領袖」一起參與霸凌而已。他們的理由可能是想「講義氣」，也可能是迫於群體壓力或意見領袖的淫威，或者根本只是想發洩多餘精力，於是就跟著去做不應該做的事情。如果沒有任何有正義感的人挺身而出，霸凌就會持續下去。

後來我問蔡傑，以前那個男孩在學校裡，是不是就常常這樣嘲笑你。蔡傑眼神流露些許恐懼，雖然都已經畢業一年多了，他也不敢對我說實話，因為他怕被我責備。

身為父親，當然會心疼孩子的處境，但我只能對孩子說：「在爸爸有能力的地方，我能保護你，但我不會一直都在你身邊，你要學會自己保護自己，表達要清楚精確，不要讓人家誤會，不要……」

我知道蔡傑的能力有限，根本沒辦法馬上理解要怎麼做，但沒關係，就當作是一個過程吧。學校是社會的縮影，也一樣有形形色色的人，早一點面對，未嘗不是一件好事。

我是個正面思考的人，即使發生過這些事情，我仍然願意相信，這社會上，善良的人還是比邪惡的人多，只要自己不放棄努力，最終一定能夠走出困境。

國中老師送我的《奇蹟男孩》故事最後，奧吉因為自身的毅力，以及父母、摯友的支持，成功融入校園生活，贏得了他人的友誼與尊敬。

我完全明白老師送這本書給我的苦心，我願意像奧吉的爸媽一樣，做蔡傑永遠的後盾，鼓勵他用正面的態度，去面對也許不這麼友善的環境。

誠摯期盼，我的孩子蔡傑，可以成為另一個「奇蹟男孩」。

懷念

我每天放學回家都會看小學的畢業紀念冊，很懷念以前的同學，我看的時候會覺得很滿足，因為很想看，也有看到順泰老師，每次我都看得很高興，不管看幾次，永遠都看不膩。

因為上國中了，我和他們都念不同的學校，現在都見不到以前的小學同學，所以我就會看照片來懷念，我連睡覺的時候也會把紀念冊帶到床上看，我有看到蔡永漢，他是我最好的朋友，畢業後他去雲林讀書了；也有看到郭慶瑞，他以前常常被老師處罰；也會看到賴筠如，她在早餐店打工，我上學去買早餐看到她會很高興；也有看到王泉詠，他以前一年級跟我同班，那個時候他叫王智偉，後來三年級就改名字了，以前我們在溜冰場會一起溜蛇板，也有打籃球；也有看到吳和煦，她是比較溫柔的女生，也很漂亮，她常常叫我要交功課；也有看到吳欣樺，她是我小三的同學，是雙胞胎，她姐姐叫吳宜樺；也有看到陳彥勳，我爸爸有教他游泳；我見不到楊翔竣了，他是我小一小二的同學，因為已經分開了，我也見不到黃弘霖；我國一搭公車上學時有遇到龔靖雅，她是騎腳踏車上學，現在和我不同學校了，以前是我資源班的同學，有時候會遇到，就很高興；也有看到劉亭妘，她是我小一的同學，她對我很好，長很高，她像姐姐一樣照顧我。

因為我對看有興趣，有看到校外教學、畢業旅行、上體育課、校慶的照片，有看到同學在買吃的東西，有在跑步，跑得很高興，也有看到我表演獨輪車，表演得很開心，那天是同樂會，畢業後會很懷念以前的同學，懷念以前的事情。

後來換新的同學，新的環境，剛開始我還不認識，所以會很懷念以前的同學，現在我都已經認識了，就比較不會難過了，有慢慢適應了，只是沒有跟

蘗傑日記

他們聊天，因為聊不起來，新同學每天都有見到，所以不會懷念。以前的同學我都看不到了，因為大家已經念不同的學校，在畢業紀念冊上都會看到，所以可以懷念，爸爸看我每次看畢業紀念冊都自己一個人在笑，就說我如果不好好學會怎麼跟同學聊天，跟同學互動，就只能是相見不如懷念了。

03 父子的床邊時間

會有人喜歡你，也會有人討厭你，什麼樣的人都有，你要慢慢去適應，以後你長大出了社會，也會是這樣。

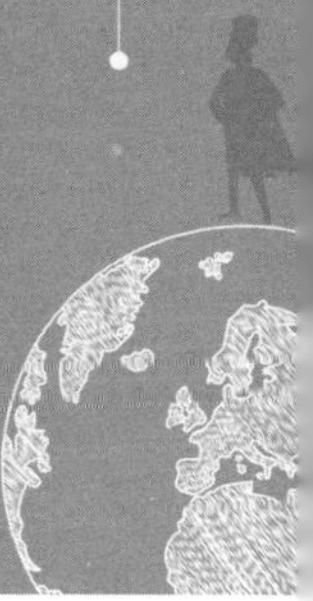

蔡傑不是那種腦筋機靈的孩子，所以別人嘲笑他或是對他說一些歧視言語，他未必能夠理解，從某個角度來看，也並非壞事，至少這樣比較不會受傷。

但是，這並不意味著他「完全聽不懂任何否定的話語」，對於人家喜歡或討厭他，接納或排斥他，他並不是完全無感的。

記得以前，偶爾在睡前，我會躺在孩子的床邊，和他一起聊聊天，好幾次他都會跟我說：「○○說……沒有人喜歡我」。

一直以來，總有一些同學會故意在他面前講這種話，雖然秉性單純的蔡傑，在跟我說這些事情時總是笑瞇瞇的；但，我知道他心裡應該受傷了。因為這些傷害性的話，蔡傑不只跟我提到過一次：「沒有人瞧得起我……」他會這樣重複講，就表示他還是在乎。

有一次，在我們父子的「床邊時間」，我告訴孩子：「那些會故意講出傷害別人的話的同學，你平常不要太靠近他們，也不用把他們的話放在心上，因為他們沒那麼重要。

「爸爸在你這樣的年紀時，我們班同學也是會這樣，叛逆期的男生本來就很喜歡藉著欺負同學來抬高自己的優越感，或是講出很聳動的話來建立友誼，這都很正常。

「會有人喜歡你，也會有人討厭你，什麼樣的人都有，你要慢慢去適應，以後你長大出了社會，也會是這樣。

「但，如果你同學講的是真的，你在班上真的連一個朋友都沒有的時候，你也要自我檢討，你講話的方式、互動的方式是不是常常讓人家不喜歡，而你自己卻沒注意到？

「你要常常去觀察那些人緣很好的同學，看他們平常是怎麼互動、怎麼說話的？你要學會去聽別人講話，而不是都只講自己喜歡的話題，我們一定得先學會配合別人聊他們喜歡的話題，人家才會願意跟我們聊天。

「我知道這些對你來說……很難做到，你也不見得都可以體會，但爸爸還是希望，你要自己想辦法去突破障礙。

「你們也快畢業了，好的同學，不好的同學，也都會分開了，你也不用那麼在意。以後你會有一個新的學校、新的同學，你過去不好的互動習慣要慢慢改過來。在新的環境，你可以有重新再來的機會，以後面對新的同學，同樣的錯誤不要再犯了，在團體裡面你才會過得比較快樂一點。」

蔡傑一直靜靜地聽，我也不確定他到底能不能聽懂我說的話，在他快要睡著的時候，我說了：「爸爸以前也常常被人家瞧不起！」

他聽到這裡突然眼睛一亮，整個人都清醒了。

「別人瞧不起爸爸也就算了，但就連你叔叔也瞧不起爸爸啊！」

他突然興奮到直接爬到我身上來，因為他最崇拜的人就是人高馬大的叔叔，他一直很希望將來能長得跟一七八公分的叔叔一樣高。

「連叔叔都瞧不起你喔？」

「對啊！你先下來，躺過去，爸爸慢慢講給你聽……」

蔡傑回到自己的位置，用側躺的姿勢聽我說故事。

「在你還很小的時候，你都不講話，爸爸很急，所以後來爸爸為了訓練你講話，就沒有去工作賺錢，每天都努力訓練你開口講話。這件事情已經夠困難了，也快把我逼瘋了，但除了訓練你之外，爸爸還想讓全世界每個人都認識自閉症，所以每天都花很多時間在電腦上面寫文章。

「但你叔叔不知道，每次他回來南部度假，看爸爸花很多時間在打電腦，以為爸爸每天打電腦是在玩，是在跟網友打屁聊天，也不去賺錢，所以就瞧不起爸爸。」

「那……阿伯哩，阿伯會不會也瞧不起你？」

「阿伯年紀比較大，他比較能夠體會，所以不會這樣，因為叔叔年紀比較輕，他一開始不瞭解，他認為賺錢是很重要的事情，男人本來就是要去賺錢養家，怎麼可以躲在家裡照顧孩子？叔叔看我沒在賺錢，他不敢直接跟我說，他都是跟你阿嬤說，每次你阿嬤只要聽叔叔說完，等叔叔回家後，阿嬤就會過來念我，然後我跟你阿嬤就會吵架。」

「你跟阿嬤也會吵架喔？」

「會啊，因為阿嬤是長輩，以前不管什麼事情，爸爸都一定會讓阿嬤，聽阿嬤的話，不會跟阿嬤頂嘴；但，唯獨我要每天訓練你這件事情，爸爸不能讓步，如果爸爸退讓了，你這輩子就完蛋了。還好阿嬤年紀很大，她講不贏爸爸，爸爸才有辦法繼續訓練你，不然你到現在很有可能都還不會講話，更不可能學會騎獨輪車。

「後來你可以講話了，爸爸也出書了，叔叔也慢慢知道爸爸當初不工作的用意是什麼，所以叔叔就變得很支持爸爸，爸爸如果有什麼困難，他都會全力贊助，還送爸爸新的手機，連你現在用的這支手機也是叔叔送的喔！

「所以一開始被瞧不起，沒有關係，忍一忍就過去了，你還是要持續努力，堅持你自己的理想，只要有一天你成功了，當初那些瞧不起你或不懂你的人，也都會轉變過來支持你喔。」

蔡傑專心聽著，看他的眼神，似乎慢慢理解與釋懷了。

「不要去怪那些瞧不起你的人，因為他們不了解你，就好像你也不了解人家一樣啊。但，爸爸了解你，爸爸知道你一直很認真在學習，我都有看見；你在打網球、騎獨輪車、學開車的態度都很認真。

「爸爸希望你在學校，不要因為同學講了些傷人的話而失去信心，你還是要繼續保持你學獨輪車的態度與熱情，應用在學校的任何事情上，有一天你長大、成功了，過去那些瞧不起你的人，對你的態度就會轉換，你就會像爸爸一樣。

「人生本來就是會有很多過程，好的、不好的，我們都要學會去接受。你年紀還小，經歷還不夠多，所以難免會受傷、會在意，等你的經歷夠多了，這一些紛紛擾擾的小事情，就會慢慢覺得沒有什麼大不了了。記住，永遠保持你的單純與熱情，你還有其他更重要的事情要去做。」

最後，蔡傑帶著笑容安靜地睡著了……辛苦了，孩子，這世界對你來說實在太複雜，但爸爸相信，總有一天，你會慢慢明白這些道理的。晚安，我的孩子，願你更勇敢的面對每一個嶄新的日子。

04 考卷與聯絡簿

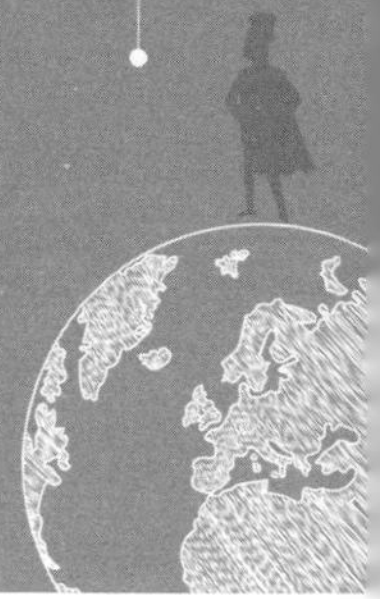

他的資質不足以理解他人的評價，一直到小學五年級時，個性依然純淨得像天使一樣，完全與世無爭，不食人間煙火。

對一般正常小朋友來說，要拿考壞的考卷，或被老師留言告狀的聯絡簿給家長簽名，應該多少都有點壓力。

像我自己，就很怕老師在家庭聯絡簿上留言，通常都沒好事。記得小學四年級時，有一回在學校走廊跟同學玩球，結果同學不小心打破學校教室的玻璃，他跑掉了，但我沒跑，被老師抓到臭罵了一頓。

我當時講話結巴很嚴重，沒辦法替自己辯解，而且我很講義氣，沒有出賣同學。當天，就被老師寫了聯絡簿，回到家被狠揍了一頓，隔天父母還到學校賠償修理玻璃窗的錢。因為這件事，我從小就覺得被老師寫聯絡簿準沒好事，回家肯定有一頓好揍。

但無論是考砸了，或是被老師寫聯絡簿，蔡傑對這些事從來沒有感覺。他的資質不足以理解他人的評價，一直到小學五年級時，個性依然純淨得像天使一樣，完全與世無爭，不食人間煙火。

以蔡傑的腦袋構造、語言能力，加上身心障礙的等級，在學習上，他絕對不可能跟得上一般孩子。傳統的教育分析多半都會判斷他比較適合去讀特教班，而非普通班，但，我卻沒這麼做。我依然希望孩子可以在融合的環境下，跟正常小朋友一起成長。畢竟他不可能一輩子都待在學校，將來還是得出社會跟普通人相處，我希望他從小就能習慣這件事。

因為蔡傑的程度跟同學有差距，就讀普通班，學習成績肯定敬陪末座。他每次帶回家的考卷分數都非常難看，大部分都只有三、四十分，很多時候，就連只是常識性的題目（例如：白天和夜晚會有什麼明顯不同？(1) 風力大小不同、(2) 雲量多寡不同、(3) 光線明暗不同、(4) 風向不同）都會答錯。

如果是一般的孩子，要從書包裡拿出這種成績的考卷給父母簽名，應該需要很大的勇氣吧？

但蔡傑是無知無憂無懼的天使，即使考卷滿江紅，他也絲毫不恐懼、膽怯或心虛，依舊滿臉笑容拿出來給我簽名：「爸爸，請簽名！」「快點簽啦！」

而我的反應，也不是一般爸爸的反應，雖然分數這麼爛，但我們的父子對話永遠很平和溫馨。

「孩子啊，不錯喔，有進步喔！」

「如果你下次可以考六十分，爸爸帶你去吃麥當勞。」

蔡傑還異想天開回我：「爸爸，那一百分呢？」

「不用一百分，不可能啦！如果你能考到八十分，就不簡單了。」

「爸爸，那兩百分呢？」

「沒有兩百分啦！滿分是一百分喔！」真是哭笑不得：「好啦，如果你考一百分，我們就去吃壽司。」

「媽媽，走啦，我們去訂正考卷！」孩子笑嘻嘻拿著考卷，拉著媽媽走了。

這個世界是不公平的：我的孩子天生就不具備一般人類生存的競爭力，也無法和一般孩子正常互動，人為的努力頂多只能改善障礙，不可能徹底顛覆限制。

蔡傑跟一般人相比永遠存在一大截差距，在學期間的考試、比賽、競爭，乃至於未來孩子出社會後的表現，就算我再怎麼努力，我們這樣的孩子永遠不是人家的對手。

但也因為有此認知，我對蔡傑並不存有望子成龍的壓力，這對我們來說太不實際。

對從小就活在升學壓力的臺灣學生來說，快快樂樂上學、開開心心過每一天，恐怕不是一件容易的事。

少數人天生就是讀書的料，舉一反三，這點在小學階段尤其明顯，他們只是上課聽一聽，回家也不用怎麼刻苦用功，就可以名列前茅；可是，許多孩子明明很努力（而且他們的家長通常也跟著一起努力），每天拚到三更半夜，可是，每次考試成績出來，還是不如人意。

我們都是在考試競爭下長大的孩子，天生會念書的孩子，或許可以在無盡的考試中獲得成就感；但，對於不會念書的孩子，求學過程可能就是一個痛苦的惡夢。

現在不流行體罰，但我們那個年代，成績不好除了挨罵，甚至還會挨藤條、罰跪，弄到半夜冒冷汗、做惡夢，長期處於焦慮狀態：「糟糕！要考試了，我卻睡著了，都還沒念，怎麼辦？怎麼辦？」

因為自己曾經在這個體制內受害，我不想複製上一代升學主義的模式，而事實上，因為蔡傑天生的限制，我也不可能複製這個模式，我們必須要走出自己的路，這或許是自閉兒要教我深思的一件事。

在學業成績方面，資質一般的人，或許可以透過各種讀書方法與技巧來迎頭趕上；但很遺憾，勤能補拙這個道理，僅適用於有一定程度智商的人類。對於蔡傑這樣的孩子，不管我們做多少努力，還是不可能在考試上取得顯著進步。

雖然蔡傑這輩子都不可能變成高材生，但是有一點我可以確定，跟其他許多孩子相比，他快樂多了。

這個世界也是公平的：一個人如果沒有傲慢，野心、貪婪、怨恨，沒有難以駕馭的熱情和永無止盡的慾望；他將比其他許多同樣擁有人類形象、擁有更多知識、受過更好教育，卻日日生起焦慮與嫉妒之火的人，快樂不知道多少倍。

從另一個角度來看，也許像蔡傑這樣的孩子，說不定反而能讓他身邊的同學，或同學的家長學習到什麼。比如說，學著去思考，何謂得？何謂失？

不過話說回來，雖然我很喜歡孩子這種天真單純的氣質，但我心裡面還是有一絲絲盼望：他可不可以不要對任何事情都這麼不在乎？考卷滿江紅沒關係，我早就認命，那不是我們的主戰場，但聯絡簿跟生活比較有關，至少應該要有一點點感覺吧？

不知道老天爺是否聽到了我心中的願望，上國中以後，孩子這種世間萬事全不放在心上的狀況，開始有些轉變。

前幾天晚上，我準備看孩子的聯絡簿，蔡傑正在旁邊寫功課。他突然斜眼瞧了我一下，開始緊張兮兮，很快把聯絡簿搶走，這是蔡傑過去從來沒有過的行為。

以前不管老師在聯絡簿上寫他在學校怎麼樣、犯了什麼錯，蔡傑從來不會怕我看他的聯絡簿，總是一派與世無爭的天然呆模樣，對於學校發生的事情，他也不會有感覺。

如今準備要升上國二了，他居然會怕我看到什麼不應該看到的東西！孩子會搶聯絡簿，想必是惹了什麼麻煩才不想讓父母看，一般家長對於這樣的舉動，火氣肯定是會上來的。

但，蔡傑搶走聯絡簿，我可是很想放個鞭砲來慶祝啊！

曾經，我以為我可能一輩子也等不到他「有感覺」了，儘管我費盡心思訓練、引導、鼓舞，但成效甚低。我曾沮喪地以為，自己永遠也不可能像一般正常孩子的家長一樣，看到孩子對事物出現「在乎」的反應。

隨著孩子一天天長大，我發現，希望好像也並不是那麼渺茫。

孩子被寫聯絡簿，是因為在學校犯了錯，有錯就要改，沒什麼好講的，所以我讓孩子寫了悔過書，並且反省。

但我心裡，其實一點也沒有不高興，反而有種雀躍——天啊，孩子竟然會「在意」自己犯了錯、「在意」自己被寫聯絡簿糾正、「在意」被爸爸看到……

他終於「有感覺」了，為了這個「有感覺」，我可是苦等了好多年。

孩子，雖然你「轉大人」的時間晚了些，但我想我一定可以等到那一天的。

被老師寫聯絡簿

星期二第三節下課去學務處，我要去找學務主任，沒有喊報告就直接進去辦公室，我是想要跟老師聊天，可是沒有聊到，後來我在裡面晃來晃去，因為很好玩，就被家政老師念，她很兇的說：「沒有喊報告不能隨便進辦公室。」我被念了，很不高興，所以就去敲玻璃，然後我就跑掉了，跑去資源班上課，家政老師就去資源班找李老師，李老師就寫我的聯絡簿，老師有說不能敲玻璃，去辦公室要練習喊報告，才能進去，被老師念，情緒要學習控制好，老師有說如果生氣，我可以去操場跑步，這樣就不會敲玻璃了。

我回家的時候，爸爸準備要看聯絡簿，我很緊張，就趕快把聯絡簿拿走，不想給爸爸看，我怕爸爸看到會不高興，會罵我，爸爸還是要看我的聯絡簿，我就趕快把它藏起來，爸爸有跟我說不會罵我，我才把聯絡簿給爸爸看，爸爸看完後真的沒有罵我，他問我：「玻璃有沒有破掉？」我說：「沒有。」

蔡傑日記

爸爸說：「玻璃如果有破掉，爸爸就要去學校賠給老師，會很麻煩，因為爸爸沒有錢可以賠學校，你要自己想辦法賠。」

我不敢把聯絡簿給爸爸看，我很怕爸爸，他比較兇，我比較喜歡給媽媽看，因為媽媽對我很好，比較溫柔，媽媽有跟我說要表達清楚，不要碰到問題就跑掉，不然會被人家誤會。

爸爸要我下次要改過來，如果真的想找老師聊天，要先敲門，看老師忙不忙，再判斷要不要進去，因為老師也是人，也需要休息，如果被老師念，會生氣，也不要再去敲玻璃，要學會忍耐。

05 不同意與小心機

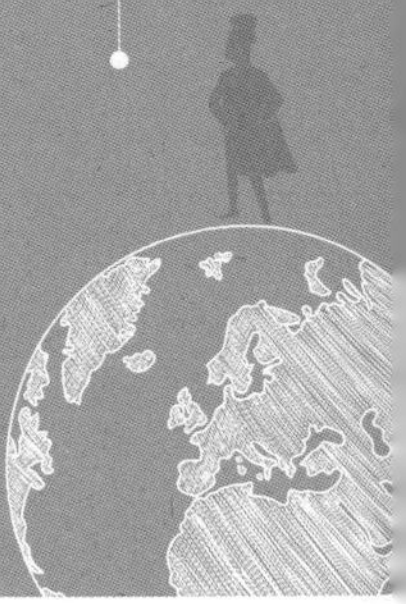

特殊兒的家長反而希望孩子不要「乖」到這種程度，暗暗期待有一天孩子能對事物有自己的想法，就算是不同意也比沒感覺好。

放暑假前，老師打了一通電話來：「傑爸，你們暑假是不是有出遊的計畫？」

「嗯？沒有啊！怎麼了？」我一頭霧水，不懂老師為何突然這樣問？

「昨天有給蔡傑帶回一張暑期補救教學的通知單，回條是勾選『不同意』，想請問是什麼原因呢？」

因為聯絡簿平常都是傑媽簽名的，我並不曉得有這件事情。我心想，該不會是傑媽昨晚跟蔡傑討論後，蔡傑不想參加，最後傑媽遷就蔡傑的意願，所以就直接勾選「不參加」。傑媽心軟，比我寵孩子，常選擇跟孩子站在同一邊，我可以理解她的慈母心，但也不能寵過頭啊。

如果不給孩子參加暑期輔導，那我們自己也必須要有個替代方案才行，可是我們明明就沒什麼出遊計畫或其他規畫啊！於是，我趕緊對老師說：「老師，您就直接改過來，勾『同意』好了，等蔡傑放學回來後，我再好好跟他討論與溝通。」

掛上電話，本來想直接打電話問傑媽，怎麼沒跟我討論就直接勾「不參加」，讓老師打電話過來問？但又擔心自己突然打電話質問傑媽，會影響到她上班的情緒，於是先按下滿腹疑問，心想等傑媽下班後，我再問她好了。

放學後，我一如往常專心陪孩子打網球，也沒有提及此事，我想如果我先問孩子這件事，蔡傑一定會很緊張慌亂，這會影響我們打網球的氣氛，我還是暫時按兵不動比較好。

就這樣，一直等到全家吃完晚餐、蔡傑也寫完功課，把所有該做的正事都做完了，我才開口問傑媽：「昨天學校發的通知單，妳怎麼沒跟我討論，就直接勾『不同意』？」

沒想到，傑媽竟然反問我：「不是你勾的嗎？你應該是有什麼計畫吧！我只負責簽名而已。」

這時我才恍然大悟，原來在暑期輔導通知單上勾選「不同意」的不是太太，而是蔡傑自己勾的。

難怪，蔡傑昨晚一直迫不及待叫媽媽過去簽名，連叫了好幾十次：「媽媽，過來簽名！」「媽媽，過來簽名！」「媽媽，妳趕快過來簽名！」……原來真正的原因是：蔡傑不敢叫我去簽，但他顯然知道媽媽的弱點——連看都不看，就不假思索地直接簽名，所以才這麼急切要媽媽趕緊簽名。

我必須說，我實在太意外了，蔡傑這孩子不但有了「異議」，竟然還有了「心機」？

我很清楚蔡傑的程度，他並沒有足夠的能力去閱讀學校發的那些通知單，那些密密麻麻的文字對他而言就像是天書。按照以往的經驗，從小學到國中，學校每次發的通知單，對他來說都只是一張廢紙而已，他不要弄丟就不錯了，從來就搞不清楚這些通知單的內容到底重不重要。

但，他現在會跟我們耍心機了嗎？一時之間，我還是很難置信，如果太太說的是實話，那我真的太訝異了，想不到蔡傑居然會自己去勾選「不同意」，而且還知道要趕緊找媽媽簽名，他終於對通知單有感覺了。

我先是把傑媽連看都不看就隨便簽名的壞習慣念了一頓，再把蔡傑叫過來問話：「老師有打電話來問，昨天的通知單怎麼會勾『不同意』？我直接叫老師改『同意』，那個『不同意』是不是你勾的」？

蔡傑的反應有點緊張，囁嚅說了一句：「勾錯了啦！」

我看蔡傑的表情，就知道他很擔心我會生氣，哼，老爸我被你這小子磨練多年，可沒那麼容易生氣，但長達半個小時的促膝長談，一定是免不了的……

「你不想參加的理由是什麼？你如果講得出來，爸爸可以同意你不參加。還是你有什麼計畫？爸爸可以配合你，但如果都沒有，難道你暑假要每天閒閒沒事，整天只要發呆就好了嗎？你不是很喜歡騎腳踏車？你不去學校就不能騎了耶。如果……」

其實，蔡傑勾的是「不同意」，我心裡是有點高興的，因為我更擔心他對什麼都沒感覺、什麼都搞不懂、什麼都沒反應；有異議、有喜惡，才是好事呀。

雖然我覺得參加暑期輔導比較好，但孩子好不容易有自己的想法，我並不想用「老爸說了算」的態度叫孩子直接參加，而是利用這個機會，跟孩子討論、聊天，多挖掘一些他內心的想法。

特殊兒家長的期待，跟一般家長是很不一樣的。一般腦袋正常的孩子，若是一直頂嘴、意見很多，或擅自竄改聯絡簿、通知單或成績單，恐怕爸媽們都會勃然大怒，覺得孩子「叛逆」、「不乖」。但我們的孩子因為能力太差，做父母的反而會出現一種很矛盾的心情，希望孩子不要「乖」到這種程度，暗暗期待有一天孩子能對事物有自己的想法，就算是不同意也比沒感覺好。

在孩子進入青春期後，很多父母都很煩惱，要如何跟自我意識過強的孩子「溝通」；但對我來說，這還真是一種奢侈的煩惱，我求之不可得。

很高興，孩子的「不同意」與「小心機」，讓我竟然也擁有了這樣的煩惱。

06 尿尿與害羞

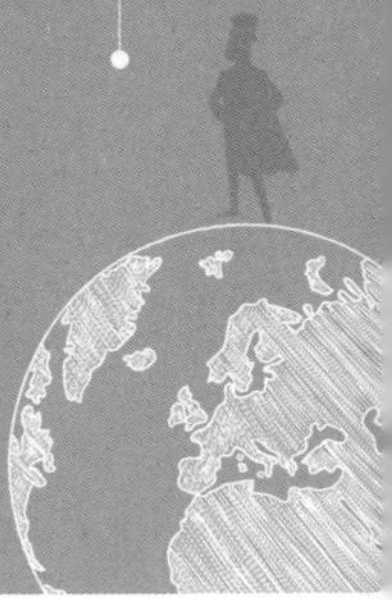

試想，如果連「害羞」這種與生俱來的感知力，都還要透過訓練才能學會，生到這種孩子的父母，背後得流多少淚水？

以自閉症為主題的韓國電影《馬拉松小子》裡面有一個情節，讓我極其難忘。自閉症的主角跟母親去游泳池游泳，游完了自己先行去更衣間換衣服，母親則留在游泳池和教練聊天。這時候，主角突然全身光溜溜的走出來；因為他好像什麼東西忘了拿，竟然就光著屁股，大剌剌走出更衣室去找。母親大驚失色，趕緊拿著浴巾衝過去把兒子身體包起來，驚慌失措地離開……

這樣的場景，如果是發生在幼稚園的小朋友身上，大家不會覺得奇怪；問題是，那個孩子已經成年了，身高還比母親高一個頭，擁有成年男子的外表，心智年齡卻依然停留在幼兒階段。

當我看到這一幕時，真的很想哭，因為蔡傑就是這樣子的孩子。

對一般小學低年級以上的正常人來說，在公共場合要穿褲子，不要把你的生殖器露出來給別人看，這種事情需要父母特別教嗎？

不需要！為什麼？

因為「害羞」是人類的本能，看到大家在人前都衣冠整齊，自然就會知道裸露是一件尷尬的事，根本就不需要特別教導才能學會。

試想，如果連「害羞」這種與生俱來的感知力，都還要透過訓練才能學會，生到這種孩子的父母，背後得流多少淚水？

其他種類的身心障礙，可能一望即知，但自閉症這種身心障礙，乍看外表是看不出來的，人家看到你不合時宜的表現，不會體諒你是身心障礙者，比較有可能會誤會你根本是個變態！

蔡傑一歲多，我就開始訓練他游泳，一游就是許多年。因為我一直都在他身邊，當然不至於發生這種光著身體就到處趴趴走的事情，但是，那是因為我跟他在一起，倘若我不在他身邊呢？

在正常情況下，他一定會遵守人類社會的規則；可是一旦有突發狀況，我人又不在時，我也沒有十足把握他是否能表現得像正常人類一樣，我只能利用機會耳提面命。

有一天，我演講完，到蔡傑騎腳踏車放學回家會經過的路線去等他，想先帶杯飲料給他，然後再去接太太下班。

遠遠我就看見蔡傑笑瞇瞇地騎過來，我把飲料交給他以後，準備往反方向離開時，忍不住多看了孩子一眼；他騎在腳踏車上英姿颯爽，真的很帥！

在臺灣，有幾個國中生能夠堅持每天騎上二十公里的腳踏車上下學？這孩子真的很扛得住辛苦。

當爸爸的，心中忍不住有一種成就感，深深為兒子感到驕傲！

我正為孩子帥氣的背影陶醉不已時，卻看見他突然在紅綠燈旁停下來，還下了車，咦？他要幹嘛？

我以為他腳踏車又故障了，趕緊跟過去瞧瞧，不料，竟看見他就站在路旁水溝蓋上尿尿……我當場傻眼！

我跟上去時，他已經尿完了，也上車騎過了紅綠燈，但我還是馬上趕過去攔他下車，告誡他不可以在路旁尿尿。想上廁所，可以去找加油站、麥當勞、便利商店借廁所；如果真的很急，忍不住又找不到廁所，非尿不可的時候，也必須去找一個比較隱密、旁邊沒有人的地方，絕對不可以想尿就直接尿。

「不可以這樣子！因為你不是小朋友，你已經長大了！」

蔡傑默默聽我說教完，從他的表情我看得出來，他心裡很不爽，本來騎車騎得好好的，只是被爸爸發現尿尿，就要被訓一頓，滿腔不平都寫在臉上。

但蔡傑不敢直接對我生氣，只會用其他方式表達他的不滿，他離開後就開始亂騎，腳踏車龍頭扭來扭去，故意騎到馬路中間，而且還把雙手放掉！

我靜靜在後面看，確定後方沒有汽車或摩托車，應該安全無虞，就由著他去了，沒有再上前糾正他，父子倆在馬路上起爭執實在太難看了。我知道他只是想發洩一下情緒而已，還是會自己注意安全的，畢竟我訓練他騎腳踏車十年了，我知道他騎車的技術與反應，就讓他鬧一下彆扭好了。

我推測，他之所以會在路旁尿尿，說不定是以前練習長途騎自行車時學的。

過去我訓練蔡傑騎腳踏車時，都是騎二十到五十公里不等的長途距離，如果內急，在市區時我們當然會找有廁所的地方尿尿；但這麼長的距離，中間經常是荒郊野外，哪裡有廁所？反正周遭只有樹木野草，沒有任何人煙，就直接隨便找個地方解放完再繼續騎。

蔡傑可能記住了這樣的模式，這孩子腦袋很單純，他不會推測那是因為在野外沒有廁所，只好從權在路邊或樹旁尿，只留下一個「內急就可以拉下褲子尿尿」的印象。

但是這樣下去怎麼行呢？他可是要跟普通地球人一起生活的呀！

晚上回到家，我又再次提醒他剛剛在馬路上尿尿的事情，並開始追問他過去自己一個人騎腳踏車在路旁尿尿的次數。之後，我好聲好氣、花了好一番唇舌，用蔡傑聽得懂得語言，耐心跟孩子解釋為什麼不可以隨便在路邊尿尿：

「以前小時候，你在路旁尿尿，人家可以體諒你是小朋友，不會覺得奇怪；可是，你已經長大了，跟爸爸一樣高了，已經是大人的模樣，人家就不會體諒你了。

「而且，你當時沒有好好觀察，放學時間，路上有很多人走來走去，你在尿尿時，旁邊就有人，你居然都沒有發現！你不知道有女生看到你在尿尿嗎？怎麼會都沒感覺呢？

「你一定是在第八節或是放學前，才一口氣把水壺的水全部喝光的吧？你要騎四十到五十分鐘那麼遠，當然騎到一半就會想尿尿。以後學校下午第七節、第八節以後，就不要再喝水了，不然你就要在放學前先在學校裡尿乾淨，再騎出校門，好嗎？

「不用每次都在放學才把水壺裡面的水一次喝光，讓爸爸看到水壺空空，表示有喝完，不用這樣子！喝不完就留著，帶回家或邊騎邊喝也可以，我不會罵你。

「還有，只有四隻腳走路的小狗才會在路邊尿尿，你是兩隻腳走路，還是四隻腳？如果以後你每天都像小狗一樣四隻腳走路，爸爸就同意你可以在路旁尿尿。你想當小狗？還是想當人類？你要住在動物園裡面？還是要住家裡？你自己選擇。

「你今天尿尿的地方，對面有麥當勞，前面也有加油站，你可以進去借廁所，不用覺得不好意思，勇敢一點，學會去表達，去找店員問：『請問廁所在哪裡？』試著練習看看，好嗎？」

我跟蔡傑整整講了半小時，最後要求他寫一篇在路旁尿尿的作文，寫完拿給爸爸看。

他作文寫到一半時，我問他：「你肚子餓不餓？爸爸去買消夜給你吃好嗎？你想吃炒飯還是炒麵？」蔡傑開心地跟我點菜：「我要炒飯加蛤仔湯！」

我正準備出門去買時，蔡傑突然小小聲地對我說：「爸爸，這篇作文寫完，我可不可以不要ＰＯ上ＦＢ去？」

以前，蔡傑寫的很多作文，我都會要他上傳到他自己的臉書去，他可能也以為，這篇講尿尿的作文也要照樣上傳。

我莞爾一笑，我想他應該有點懂得「害羞」了。

07 一百分的兒子

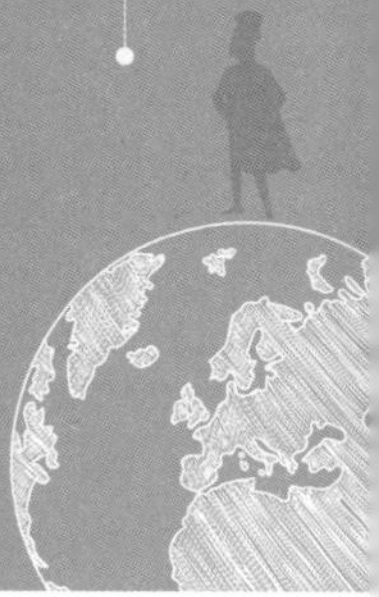

就資質而言，蔡傑的確只有五十分，但他秉性純真良善，在我心中，他是一百分的孩子。

一般孩子在很小的時候，就會渴望得到大人的肯定，為了得到大人的稱讚，他們會願意去做一些討大人歡心的事，大人也可以用讚美建立孩子的信心，引導孩子去做一些有意義的事。

不過，這個規則僅適用於「正常」孩子，對於我們這種孩子，有很長一段時間，不管我說再多的讚美，都好像是對牛彈琴。

以前蔡傑在念幼稚園的階段，我常常鼓勵與稱讚他，但因為他程度太低，聽不太懂，口頭的稱讚對他而言實在難以理解，完全沒有效果。如果希望他按照我的意思做，得要實質的獎勵才有用，像是吃得到、看得到，而且可以馬上感受到的東西，才能產生效果。

我常常覺得我其實不是在養人類小孩，而是在養一隻毛小孩，而且還是比較不那麼靈光的毛小孩。

很多聰明的毛小孩是聽得懂讚美的，會想辦法討好主人，唉，為什麼蔡傑明明是個人類孩子，但卻對讚美完全無感呢？

我一直期盼孩子可以「進化」成一般人類，可以聽懂稱讚的話，可以因為稱讚而露出喜悅的表情。

一般孩子大概不到三歲，就會對大人的稱讚露出開心的表情，而蔡傑應該是上國中之後，才漸漸開始有這樣的反應。

特別是我開始走上演講之路後，這個轉變愈來愈明顯。有一段時間我常常帶著孩子一起去演講，讓他旁聽爸爸講他的故事給大家聽，慢慢地，他好像知道爸爸在做什麼事情，偶爾也會跟我討論演講的內容。

因為每次演講我都是站在臺上，就好像學校老師一樣，彷彿高高在上，他開始對這個形象的爸爸產生了崇拜的感覺。

進入到這個階段後，這個笨鳥慢飛的孩子，彷彿終於「進化」了。他對我說的每一句話，開始變得比較重視，而我對他的稱讚也開始產生效果，只要我講幾句鼓勵的話，他就會雀躍不已。

有一次在家裡，他自己一個人在房間念故事書，我看到他主動去讀書，覺得很高興，於是大大稱讚他，他因此興奮了好幾天，只要媽媽下班，他就會一直黏著媽媽問道：「我是不是會自動自發？」「我有自己念故事，有沒有很棒？」

這意味著，他是「在意」大人的評價的，讚美是有效果的！

從那一次之後，蔡傑都會刻意表現給我看，無論我在打電腦或是在睡覺，他動不動就會拿故事書在我面前開始念起來，實在是很可愛。

蔡傑的耳朵很敏銳，只要有腳步聲靠近，他就能夠判斷等一下是誰會上來他的房間。好幾次晚上我回到家，還沒走到樓上，在樓梯間就已經聽到蔡傑念故事的聲音了，每一次我都會特別去鼓勵他。

我心知肚明，他是故意念給我聽的，蔡傑是個很單純的孩子，我如果沒上去樓上，他就會做他自己喜歡的事情，如果我離開到樓下去了，他也就不念了。

雖然嚴格說起來他只是假裝在念故事，但我並不想太早去拆穿他，畢竟這也是人類的社交技巧之一；起碼他願意為了得到肯定而求表現，而不是跟小時候一樣，像根木頭，對什麼都沒感覺。我很高興，他確實又進階了，隨著經驗累積，一點一滴慢慢進化出屬於「地球人」的特質。

偶爾孩子心情好的時候，也會主動跟我聊一聊，有一天晚上，他跟我聊了一個多小時，討論了很多事情，也聊得很開心，言語間，明顯能感受到他非常重視我給他的鼓勵與肯定。

最後我問了蔡傑一句：「你來打分數，你覺得我是幾分的爸爸？」

蔡傑很快地回答：「一百分的爸爸。」

我又反問了一句：「那你覺得……你是幾分的兒子？」

他想了一下，小聲地說：「五十分。」

傑媽本來躺在床上滑手機，並沒有參與我們父子的對話，但她一聽到蔡傑說他自己是五十分的兒子，慈母心疼了，連忙打岔：「為什麼打這麼低？五十分是不及格耶！你至少可以打六十分啊。」

蔡傑回答：「因為不夠聰明，我要一直進步。」

嗯，他也知道自己不夠聰明，有自知之明，是一件好事，但我也忍不住有一點揪心：「爸爸覺得有時候你是五十分，但，有時候你是一百分的兒子。」

我不只是為了鼓勵他才這麼說，我說的是真心話，就資質而言，蔡傑的確只有五十分，但他秉性純真良善，在我心中，他是一百分的孩子。

我看傑媽又繼續滑她的手機，於是，我又再補問蔡傑一個問題：「你覺得媽媽……

應該是幾分的媽媽？」我怕蔡傑不會回答，還設法引導他：「你覺得是六十分？還是七十分？」

蔡傑的回答，讓媽媽立刻放下手機，衝過來擁抱他。

他說：「一百一十分的媽媽。」

看來這孩子，其實一點都不傻呀！

CHAPTER 4

地球人爸爸的愛與使命

我最想做的事，就是教養蔡傑，
並且盡我所能讓這個世界瞭解自閉症。
是的，這是我人生的頭號任務，
我願意投入我所有的生命去成就這一件事，無怨，無悔。

01 人生的頭號任務

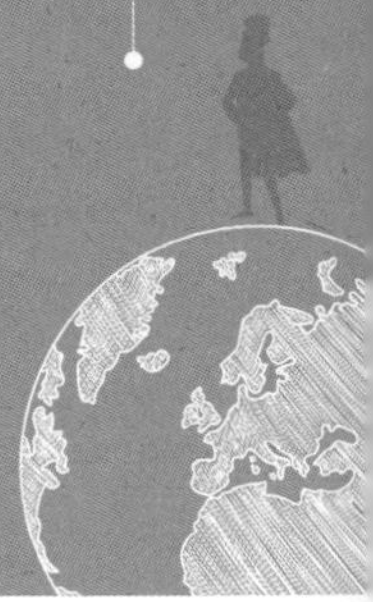

自從得知蔡傑是個自閉兒以後，我就立下志向，期盼自己能做一個自閉症的傳教士，讓全世界都能更深入瞭解自閉症是怎麼一回事。

工作八年以後，因為要教養蔡傑這個重度自閉兒，在孩子三歲到八歲期間，我整整當了五年的全職爸爸。後來，積蓄花得差不多了，之前的老東家當時剛好也缺人手，所以我又重回職場。

就在我回鍋工作的第二年，某一個炎熱的上午，我正揮汗在工地工作，突然接到一所學校輔導主任的電話。

原來，在第一本書《一路上，有我陪你》上市後，他們學校的校長在電視上看到我的報導，決定讓全縣的巡迴輔導老師也來體驗一下獨輪車，想邀請我去擔任講師，教老師們學騎獨輪車。

原本，我打算婉拒這個邀約。一開始，聽到學校的地點在苗栗，我就有點猶豫，當時高鐵苗栗站還沒開通，交通不太方便。加上要辦的研習內容竟然是教特教巡迴老師騎獨輪車，我就更躊躇了，我教小朋友的經驗是還蠻豐富，可是教大人騎獨輪車，我真的可以勝任嗎？

剛好那個時候，新工地的工作正忙著開挖，我同時要忙工地的事情，又要接演講，實在有點分身乏術。每次向公司請假去演講，我自己也覺得很不好意思，之後都會利用假日回去補班，加上回家還要陪蔡傑寫功課，幾乎都快沒休息的時間了，幾個月下來，我的身體實在是有點吃不消。

一來，我真的有點累了；二來，我對教特教老師騎獨輪車這件事，實在不大有信心，於是，我告訴對方：「我可能還要再考慮看看。」

可是輔導主任似乎有種使命必達的決心，不放棄地跟我周旋了大約十分鐘。我就站在太陽底下，一邊擦汗，一邊講電話，心裡還是很遲疑，不太敢直接答應。我實在不敢說自己騎獨輪車有多專業，於是我委婉推託說：「地點有點遠，可能不太方便。」

輔導主任馬上接口：「可是我看你的行程表也有在臺北啊！每個地方你都會去，不是嗎？」看來輔導主任已經事先調查過了，要直接拒絕掉，好像有點不好意思。主任向我提出三場邀約，第一場是研習，後面兩場則是實際演練，因為對方實在盛情難卻，經過一番拉鋸以後，我答應了第一場，其他兩場我則懇請主任另外找專業的教練。

掛上電話之後，我忍不住開始仔細琢磨起這二年來的日子……

回到工地工作之後，我訓練、教導孩子的時間變得很少，孩子放學後，就是去安親班寫功課。其實，國小三年級的功課，蔡傑就已經跟不上了。我也心知肚明，蔡傑去安親班寫功課，說到底就只是照抄而已，只要抄得完，上學可以交差就好了，我也只能睜一隻眼，閉一隻眼。

後來到了四年級，落後的情況越來越明顯。放學去安親班寫功課，開始寫不完了，常常都得帶回家寫，弄得我們夫妻下了班還是得繼續陪孩子寫功課，功課幾乎占滿了孩子所有的時間，就連假日都在寫功課。

日子陷入了一種無奈的惡性循環，孩子的程度愈差愈遠，有沒有去安親班，已經沒有任何差別了。更糟的是，學校的功課、安親班的功課，剝奪了我訓練孩子的時間，也等於剝奪了我看見孩子笑容的機會！

我不曉得再這樣走下去，還有什麼意義？

我要怎麼改變？我到底要如何做，才能讓孩子重現笑容？

不能再這樣下去了！我雖然希望能增加更多收入，但我的孩子需要我！

自從得知蔡傑是個自閉兒以後，我就立下志向，期盼自己能做一個自閉症的傳教士，讓全世界都能更深入瞭解自閉症是怎麼一回事。長期以來，我一直把這件事視為自己的「使命」、視為我這輩子最重要的事情，但如今，我卻本末倒置，為了增加收入，把孩子的成長、快樂以及我的使命都拋在腦後了……

而且，當時我已經有很多演講邀約，接演講的次數已經多到干擾我在工地的工作，雖然老闆知道我家的情況，可以體諒我，但是我實在無法經常厚著臉皮，向老闆開口說要請假去演講。

人的能力與體力是有限的，我不可能同時兼顧工地繁重的工作，以及全臺走透透的演講行程，同時又還希望能花大量時間訓練孩子。

我必須釐清輕重緩急，再次做出人生的抉擇。

想了很久，我做了一個很重要的決定——第二次踏上全職爸爸之路。

於是，我再度向老闆提出了辭呈，然後打電話回覆那個來邀約的輔導主任：「我可以去教特教老師騎獨輪車！」

而且，不是只有我自己去，我也把蔡傑一起帶去擔任小助教。這是我第一次帶蔡傑參加研習，在去之前，我其實有點擔心，萬一他臨時出了什麼狀況，鬧情緒不配合演出，那我不就糗了？所幸後來他這個小助教做得還蠻稱職的，沒讓我下不了臺。

這所學校的老師跟校長都很樂意學習新事物，也很願意花心思瞭解特殊兒。因為大家都是第一次接觸獨輪車，過程中，尖叫聲、吶喊、歡呼聲不斷，讓我充分感受到大家的熱情，一起開心共度了三個小時。

我覺得，獨輪車就和「自閉兒」這個標籤一樣，令人望而生畏。大部分人不了解獨輪車，所以心裡已經先預設立場了，但獨輪車其實根本沒這麼可怕，只要手腳健全、會騎腳踏車的人，認真學都是學得會的。

自閉症也是，雖然有點棘手，但只要用愛引導、努力學習，還是可以改變困境。

平心而論，蔡傑的運動神經並不是很好，跟一般同儕相比甚至可說差距甚大，但憑著苦練多年，再怎麼笨手笨腳，還是一樣學得會。學會獨輪車以後，他自信心大增，抗壓性也變強，開始不怕挫折，進而願意主動開口說話或嘗試困難的事情。

以前，我作夢也不曾想過，有一天，蔡傑這個曾經被判定為自閉兒的孩子可以擔任助教，親自示範動作，幫助四十幾位特教老師學習騎獨輪車。

這也是蔡傑第一次用勞力賺到酬勞，回程在高鐵上，我告訴他：「你今天當助教，自己賺錢，很棒喔！」他喜孜孜地做了一個很慷慨的決定：「爸爸，我請你吃大餐，肯德基！」

我們父子都笑了，蔡傑臉上發自內心的快樂笑容，不就是我一直渴盼著的嗎？

我衷心覺得，自己做了一個正確的決定——回到蔡傑身邊，做他最認真的教練以及最忠實的朋友，同時，也繼續做一個自閉症的傳教士。

很多人都對自閉症有錯誤的迷思，這些先入為主的觀念，讓有學習障礙的自閉兒喪失很多學習機會，或是被誤解、被排擠。我只是一個平凡微小的父親，不知道要怎麼扭轉大家的觀念，我能做的只是盡我全力幫助我的重度自閉兒走出一條路，用蔡傑的真人實證告訴大家：自閉兒雖然跟一般孩子不一樣，但他仍然是可雕塑、可成長的，將來也可以變成社會上有用的人。

而人生，還真的很奇妙，因為那一場演講，現場很多熱情的巡迴老師，日後也都紛紛邀請我去他們任職的學校演講。口耳相傳之下，來邀約的學校愈來愈多，讓我有更多機會告訴大家蔡傑的故事。

回首這些年的點點滴滴，雖然中間曾經有過許多心路掙扎，但我從不後悔決定做一個全職父親。有一句話是這麼說的：「人生最大的失敗，並不是沒有得到你想要的，而是，你沒有去做你想做的。」

對我而言，我最想做的事，就是教養蔡傑，並且盡我所能讓這個世界瞭解自閉症。是的，這就是我人生的頭號任務，我願意投入我所有的生命去成就這一件事，無怨，且無悔。

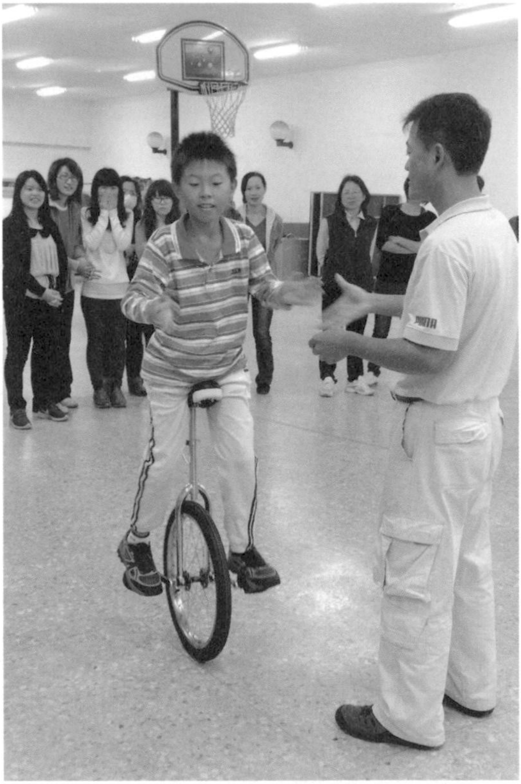

我作夢也不曾想過，有一天，蔡傑這個曾經被判定為自閉兒的孩子可以擔任助教，親自示範動作，幫助四十幾位特教老師學習騎獨輪車。

02 走過最黑暗的時刻

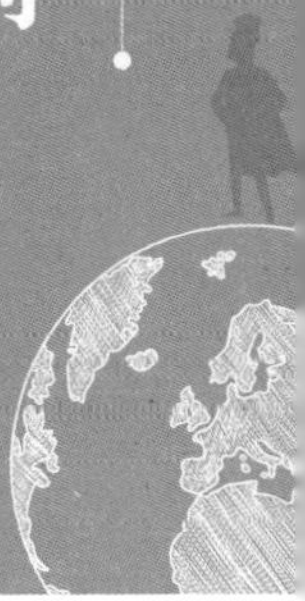

我告訴自己，不能無限制地把黑暗面放大，我應該做的是，把光明面放到最大，這樣，路才有可能走下去。

教養像蔡傑這樣的自閉兒，是一件極其艱難的任務，有些人或許會很好奇，我是不是人格特質異於常人，才能夠這麼屢敗屢戰、鍥而不捨地堅持下去？

不，其實我跟一般父母一樣，也會灰心、也會軟弱、也會傷心。

每天面對一個無法用言語溝通的孩子，無論你投注多少心力，他就是不想學習、不想有正常的互動。即使你拿熱臉去貼冷屁股，他還是無動於衷，甚至擺出玉石俱焚、同歸於盡的姿態，任何人都會覺得沮喪；尤其我又是一個自尊心很強的男人，很多狀況簡直讓人難以忍受。

一個大男人，每天二十四小時跟這樣的孩子綁在一起，在家裡，沒有別人看到、沒有人會指指點點，我還可以忍受；但是在大庭廣眾、馬路上、醫院、餐館、停車場、公園、溜冰場……一天到晚都要上演這樣的崩潰戲碼，人的耐心是有極限的，叫我情何以堪？

當孩子情緒爆發時，他可以哭、可以鬧、可以盡情的宣洩，但，我可以嗎？

根據過去的經驗，我的一切所做所為，蔡傑都會有樣學樣、完全複製起來。你憤怒打他，他就會憤怒打你，他打不贏你，就會去撞牆、扯自己的頭髮、咬自己的舌頭，出現一大堆自殘的行為……「以暴制暴」，對蔡傑是完全不管用的。

面對這樣的孩子，我內心曾經有過強烈的失落與深刻的無力感。

蔡傑是我們家的長子，也是家族的長孫，又是我們家族唯一的男丁，長輩原本就對他寄予厚望，加上他樣貌也清秀，真的是集三千寵愛於一身。蔡傑小時候，我還不知道孩子有自閉症，完全沉浸在對未來的美好想像中。取了「傑」這個名字，指望他有一天成為人中俊傑，一心想施予資優教育，將來還要栽培他出國深造，把他培養成帥氣、聰慧、有出息的孩子。

而這幸福美滿的夢想，卻在他三歲那年，徹底粉碎了。

我那原本應該是人中俊傑、帥氣聰慧、要出人頭地的孩子，怎麼會搞到只能去念特教班？怎麼會演變成終其一生可能只能仰賴他人照顧？

沒人想要這樣的命運，但命運選擇了我，只能面對。雖然孩子的狀況不好，但我無法接受他一生就這樣毀掉，我決定盡我所能挽救這孩子，至少，要讓他學會自立更生。

當初，為了孩子，我抱著破釜沉舟、放手一搏的決心，放棄原本穩定的工作，成為一個全職爸爸，但是，付出龐大的心力，回收卻非常微小，而且還要受盡各種異樣眼光與人情冷暖。

那一陣子，我常常會胸悶、喘不過氣、全身盜汗，半夜也常在睡夢中驚醒，有時候，真的覺得我好像快要死掉了。

因為訓練蔡傑的過程充滿了太多張力與挫折，我不是神，我只是凡人，我也會累、會有情緒，有時候蔡傑不配合，我又已經筋疲力盡時，那種無法換氣、胸痛的情況就會一再出現，真的會覺得自己距離死亡好接近……

我甚至懷疑，會不會哪一天，我可能就在訓練孩子的過程中，因為無法換氣而暈倒，而蔡傑又聽不懂人話，根本無法求救。

因為這個顧慮，後來我都盡量選擇有人出沒的地方訓練，萬一我真倒下了，起碼有路人可以對我施予援手，免得我若不幸猝死，沒有我保護、又無法自理生活的蔡傑會因此失蹤或遭到意外。

即使想到我可能會死，我都還是會考慮到我深愛的蔡傑，但在我身心狀態最不好的那段時間，負面的想法就會一直湧現。有時蔡傑又在「蕃」時，我忍不住也會出現極其黑暗的念頭：「好，你就隨便亂騎吧！被汽車撞死算了！我們父子的緣分到此為止！你解脫了！我也解脫了！」

我甚至曾經想過，會不會哪一天我又控制不了蔡傑，我會不會情緒失控失手把他打死？又或者，如果我帶著孩子離開了，讓太太可以去改嫁，重新開始她的人生，會不會比較好？總比全家人都沉淪在這個無底深淵好……

在孩子完全沒有進步的那段絕望時期，各種黑暗想法，會無法控制地一直出現。

不幸中的大幸是：我終究是一個習慣理性思考並面對現實的人，我告訴自己，不能無限制地把黑暗面放大，我應該做的是，把光明面放到最大，這樣，路才有可能走下去。

我很感恩，上天是眷顧我們的，老天還願意留著我們父子的命，雖然過程這麼痛苦，但我們終究還是逢凶化吉，或許天意就是要我們勇敢殺出血路吧！

每次，又逃過一劫時，我就會安慰自己：大難不死，必有後福。

每次，碰到訓練不如意，我必須想著這段話：「天將降大任於斯人也，必先苦其心志，勞其筋骨，餓其體膚，空乏其身……」

是的，我確實一天到晚都這樣對自己信心喊話，不然實在無法熬過那彷彿沒有盡頭的失敗。

雖然訓練過程無比煎熬，但蔡傑是我的愛子，跟他一起生活，還是會有喜樂的時刻。

我最喜歡看蔡傑睡著的模樣，當他沉睡時，我總愛靜靜坐在他旁邊，凝視他可愛的睡臉。

不管白天發生什麼事情，只要看著這張睡臉，我的心靈就得以沉澱下來，變得更加柔軟。

我告訴自己，為了孩子，我不能這麼輕易地離開，至少對蔡傑而言，我的命很重要。所以我不能只會訓練蔡傑而已，我自己也要開始運動，我要多花一點時間來訓練自己、鍛鍊自己，讓自己更強壯，我一定要健康，如果可能，我要活得比孩子更久。

我不只是訓練孩子運動，我自己也跟著一起運動。為了教蔡傑各式各樣的運動，我自己必須先學會，才有能力來訓練他。

多年下來，我證明了一件事情：運動，真的可以使人產生正向的能量。

這樣的日子苦熬了十年，我沒有精神崩潰，也沒有瘋掉，即使在最低潮的那時候，我也沒有靠任何藥物來控制，純粹只靠紀律與運動，幫助蔡傑、也幫助自己走過無數個黑暗時刻。

在寫下上述這段文章之前，我從沒告訴過別人這段心路歷程——包括我的太太。

我在寫那段文章的時候，她正在旁邊陪孩子寫功課，看我專心地在打字，她一直說：「我要看、我要看，我要當第一個看的人！」

我打完後給她看，她看完，剛好蔡傑也寫完功課了，她很冷靜地對蔡傑說：「書包收一收，要睡覺了。」等蔡傑睡了之後，太太才含著淚水對我說：「你怎麼都不說！」「你為什麼都不說？」

唉，我怎麼說得出口呢？

因為蔡傑隨時都會失控，我太太的力量恐怕很難制得住他；加上我們又是一個很傳統的三代同堂家庭，如果讓太太獨自負擔起教養蔡傑的責任，夾在公婆與頻出狀況的小孩之間，壓力太大效果也不彰。幾經考慮，我決定由我留在家裡，太太去工地上班。

問題是，營建業是一個典型的男性社會，工人、廠商大部分都是男人，她那時候剛接手當工地主任，很多業務都不是那麼熟悉，而且一個女人家來管理一個大工地，工人也不見得服她，可以想像，她在職場上會遭遇多少委屈。

太太為了工作，常常搞到十一、二點才回到家，下了班也常常向我哭訴，問我這個怎麼做、那個怎麼做，甚至也不時提起想辭職的念頭，說她根本無法勝任這種男人的工作。

我能為她做的其實不多，大多只能靜靜地聽她傾訴、安慰她，幫她罵一罵那些大男人，或是幫她想一下該用什麼話語去對付那些工地的臭男人。

我身為一個所謂的「一家之主」，沒能扛起家計，讓太太過平靜日子，已經覺得又窩囊又虧欠了，太太自己也過得這麼辛苦，我又如何能跟她抱怨我訓練孩子的困境與鬱悶？而且，就算說了，又能改變什麼？

我很清楚，在我們這個家中，誰也不能出差錯。

我對蔡傑非常重要，而太太則對我非常重要，牽一髮就會動全身，我們兩個誰都不能垮！如果她倒了，我一定也會跟著倒，那麼年幼而又有嚴重自閉症的蔡傑又該依靠誰呢？在這種情況下，我怎能再加重她的負擔？所以，我選擇把我所有的苦悶都埋藏起來，笑著對太太說：「妳放心，有我在，妳不用擔心孩子的事情。」

太太那晚哭著睡著，不斷喃喃重複著：「你為什麼都不說？」「你為什麼都不說？」我沒有再多說什麼，只是緊緊擁抱她。

我們是最親密的家人、一個最同心的團隊，看似是各自獨立作戰，但其實是緊緊相依的，在最不順遂的時刻，我們彼此補位、互相扶持，盡我們全力去維持家庭的健全。

如今，我們都熬過來了，不是嗎？而孩子也真的如我們所努力的，慢慢趨向穩定與進步，不是嗎？

我相信，我們這個家會漸入佳境，愈來愈好，愈來愈堅固的。

03 來，我幫妳洗頭

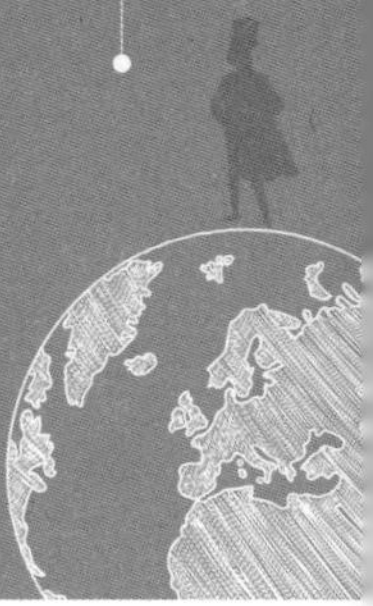

我想對我的太太說，如果還有來世，如果我們還能結為夫妻，我希望下輩子，妳來當男人，換我來當女人。

我以前學的是建築和土木，出了社會，順理成章到工地工作，中間還介紹我太太也進入這個產業，夫唱婦隨一起工作了多年。

雖然我是科班出身，但入行以後，才發現理論跟實務有很大的差異。以前學校的實習課，請來跟學生介紹實務工作的，都是穿著體面的建築業主管；但實際上到了工地，每天面對的卻多半是嚼檳榔、喝啤酒或保力達B的工人。

你絕對不能像書呆子一樣，照搬學校的理論去指導他們，跟他們對話的用語和態度也有各種「眉角」，這些都是學校裡沒教的。

我自己都是費了好一番功夫，才完全適應非常陽剛而且草根的工地文化，更何況是我的太太？

為了蔡傑，我成為全職爸爸，而我的太太，則繼續留在工地工作，賺錢養家。這行業是非常辛苦的，不但要忍受風吹日晒、舟車勞頓（工地經常位於外縣市），而且工時很長，即使是週末假日，還是可能得去上班，萬一又遇到難溝通的工人或刁鑽的客人，壓力就更大了。

我教養蔡傑心力交瘁，她一個女子在工地上班又何嘗容易？經常拖著疲憊的身軀、全身髒兮兮回到家，一開口就說：「我不行了，我沒力了……」

有一次，她回到家，對我提出一個要求：「你幫我洗頭髮。」

提到女人洗頭髮這件事，從小我就覺得很納悶，為什麼媽媽常常要去美容院洗頭呢？而且不只我媽媽，連鄰居、姑姑、嬸嬸、阿姨等其他女性長輩也是如此。我一直很不解，覺得去美容院洗頭是一件有點浪費錢的事情，自己在家洗一洗就好了，何必花錢？可是我又不敢對大人提出疑問，於是，「女人愛去外面洗頭」這個疑惑，在我心中困惑了二十年，始終沒有答案。

那一天，因為心疼妻子的辛苦，就很乾脆答應了：「好啊，來，我幫妳洗！」

那是我生平第一次幫女人洗頭，這才知道原來女人洗頭髮這麼費功夫。我的小平頭，只要洗一、二分鐘就搞定，連吹都不用吹，很快就乾了。但女人則不一樣，光是洗頭髮、擦頭髮、吹頭髮……這一整套流程走下來，就得花費不少力氣跟時間，若是在身心俱疲的狀態下，還要自己折騰這三千煩惱絲，真的很累人。

經過這一次，我終於恍然大悟，為什麼媽媽和那些女性長輩們會這麼喜歡去外面洗頭髮了，那並不是「浪費」，而是一種對辛勞生活的小小補償。

往後，只要太太提出「幫我洗頭髮」的請求，我都很樂意提供服務。

當女人，真的好辛苦，有許多省不掉的步驟，還經常得被不理解狀況的男人嫌東嫌西：「妳怎麼這麼慢？」「妳怎麼這麼嬌？」「妳怎麼這麼沒用？」也難怪有些太太們會一肚子牢騷。

我想對我的太太說，如果還有來世，如果我們還能結為夫妻，我希望下輩子，妳來當男人，換我來當女人。

我的媽媽

媽媽是個溫柔又漂亮的女性，和爸爸是同學，她以前在臺北上班，跟爸爸結婚之後就搬到南部，剛開始在全買超市上班，後來就跟著爸爸去工地，她的工作是打電腦，還有安排工人工作，媽媽常常在不同的工地跑來跑去，要晒太陽，很辛苦很努力的賺錢，才能買好吃的東西，我才不會餓肚子，我以後也要像媽媽一樣可以工作，可以賺錢。

有時候媽媽帶我去建築工地參觀，看B1樓的停車場，看一下，有沒有蓋二層樓，也有看到上面亮亮的燈，我很喜歡看地下室的斜坡道，媽媽說沒有蓋B2樓，我就走樓梯上去二樓，看一下外面，我們也有爬到屋頂上面，也有在上面散步，我就很開心，然後就回工務所休息一下，然後就回家洗澡、睡覺。

我喜歡媽媽陪我寫功課，因為媽媽會提示我，我就很快樂、也很開心，寫累的時候可以休息；跟爸爸寫功課的時候就不一樣，跟爸爸寫壓力很大，爸

蘩傑日記

爸都不喜歡提示我，都叫我自己想，可是我就想不出來，然後就會哭了，我有時候很生氣，會打媽媽，被爸爸看見的時候，我會被修理，媽媽都會幫我講話，媽媽從來都不會對我生氣，所以我要對媽媽好一點。

跟媽媽在一起，不管什麼時候，都沒有壓力，我好喜歡跟媽媽聊天，不管我講話一直重複，媽媽都不會覺得我很煩，我希望自己趕快可以獨立把功課寫完，不要讓媽媽煩惱，也不要讓媽媽太累，當個乖兒子，也要孝順媽媽，也要幫媽媽拿東西，媽媽就很開心。

04 還好我們沒離婚

我們的婚姻有一個很可貴的特質，
就是很能彼此扶持，在逆境中也懂得苦中作樂。

記得是蔡傑十一歲時的某一晚，睡覺前和妻子聊天，聊著聊著提到一些八年前的往事，傑媽講了一件我從來不知道的事情：「其實當時我很想……離婚……」

本來我已經快睡著了，聽到這一句，整個人都嚇醒了。

我個性倔強，但修養應該算不錯，傑媽也是好脾氣的人，我們結婚這麼多年來，吵架次數屈指可數，我以為傑媽會一直在背後默默支持著我，怎麼會想過要跟我離婚呢？

「那時候，這孩子每天吵吵鬧鬧，老人家一個強勢就算了，兩個都一樣強勢，要不是你後來把教育重責大任一肩扛起，我真的不想再繼續過這種日子了。」

傑媽一說，我就懂了。我父母親是很傳統的老一輩，而且性格都非常強悍，誰也不讓誰，平常他們自己都不會互相包容了，更何況是對待晚輩？加上蔡傑小時候，語言能力遲遲無法發展，又有嚴重的情緒障礙、人際互動障礙，我可以想像，做為一個跟強勢公婆同住的媳婦、一個自閉兒的母親，她的壓力會有多大。

幸好，我當時做了一個正確的關鍵決定：回家當全職爸爸，不但挽救了我的孩子，也保住了我的婚姻。

「嗯，那，八年後的現在呢？妳不覺得我們已經熬過了最艱苦的日子嗎？苦盡甘來之後，好像奇妙的事情就一直發生……」

「嗯，是啊，想不到你這個說話結結巴巴的人，現在居然可以到處去演講。」傑媽回憶：「你當時啊，整個腦袋裡就只有自閉症，每天都在看一大堆自閉症的資料，一天到晚不是實驗，就是訓練、訓練、再訓練。」

「如果我不這麼做，蔡傑哪會有今天？」

「是沒錯啦，但想不到你訓練兒子還不夠，連我這個媽也要跟著一起被訓練，學會騎獨輪車、玩雙龍板，你的堅持還真是有夠……」傑媽又好氣又好笑地說。

「妳不也是因為這樣才減肥成功？」

講完，我們都大笑了。

我覺得我們的婚姻有一個很可貴的特質，就是很能彼此扶持，在逆境中也懂得苦中作樂。這些年，我們慢慢習慣跟著孩子蝸牛般的步調，享受每一個單純美好的小確幸。

對於傑媽，我心裡是既歉咎又感激。我們本來是同事，但因為我選擇當全職爸爸，她就要獨自工作養家。很多女生都很討厭晒太陽，但傑媽為了我們的家，接下了我原本在工地現場的業務，成為稀有的女性工地主任。我真的很以她為榮，感激妻子願意為了成全孩子，甘願吃苦受累。

但同時，也有一點點自卑。前幾年我重回職場一段時間，因為離開太久，對工地的事務多少有點陌生，看妻子幹練地處理大小事，不免有些汗顏，心想，看來就算沒有我，她一個人也能掌握全局。

後來，我又回來做全職爸爸，有一次，跟妻子聊天時，她感嘆地對我說：「如果你能回來幫我就好了，實在沒有幾個員工可以像你這樣，完全不混水摸魚，整天就一直默默工作，你在時，我其實輕鬆很多。」

被妻子稱讚，我心中忍不住高興，靜靜聽她說下去：「我覺得你好厲害，做什麼就像什麼，建築、土木、特殊教育、教練、講師……這些完全不搭軋的領域，你卻都能轉換得很好。」

講這段話時，妻子用一種宛若少女般的崇拜眼神看著我，我被看得渾身不自在，向來都只有我佩服妻子的份，她突然這樣，我簡直受寵若驚了。

一個特殊兒的誕生，讓我們這個家，這十幾年像洗三溫暖一樣，從期望到失望，再從失望到絕望，最後，置之死地而後生。

還好我們沒離婚，並且願意在重重考驗中舔舐彼此傷口，重新振作，一起建立我們的幸福。

05 天，自然會安排

我不去煩惱萬一我過世了以後，孩子該怎麼辦？我念茲在茲的只是：我現在要怎麼做，才可以讓孩子活得更有意義？

我是個很平凡的人，從小到大參加任何比賽，從來就沒得過什麼獎。二〇〇九年，對我而言是很特別的一年，我為蔡傑寫的部落格，得到了我人生中第一個獎——教育部落格比賽的佳作。

當時，我的心情非常激動，馬上發表了一篇感謝文，對讀者們宣示：向社會大眾介紹自閉症，就是我的使命！

接下來，我也確實一步一步慢慢去實現這個理想，但是，即使我充滿熱情，幾年下來也漸漸發現，「特殊教育」這種冷門、乏人問津的議題，是很難擴散給普羅大眾的。

然而，要建立一個對特殊兒友善的環境，絕對不可能只靠少數身障家庭的努力，其他非身障家庭的人們也必須有更多理解與包容，才能達到理想，因此，我一直希望能夠突破身障「同溫層」的藩籬。

可惜的是，通常提出邀請的單位都是學校、家長團體、醫院、早療中心這些地方。我的能力太卑微，無論我再怎麼努力，似乎都只能在醫療或學術機構這些小圈子打轉，始終無法將我的理念傳達給更多不同族群的人。

有一回，邀請單位是臺中市立葫蘆墩文化中心，這是我第一次受邀在醫療單位與家長團體之外的場合演講。我非常雀躍，終於有機會可以跨越不同的族群，講給跟身障沒有直接關係的人聽了。

文化中心是藝文氣息極為濃厚的地方，場地美輪美奐，當天我一踏入會場，有種劉姥姥進大觀園的感覺，覺得很新奇，好像來到電影院一樣。

以往，聽眾都是我熟悉的學校老師與特殊兒家長，因為我們都有與自閉兒相處的經驗，聽眾對我所講述的內容自然會因為熟悉而產生共鳴；但是，這次不一樣，我得講給一般人聽。

雖然已經講過無數次，但我仍然非常緊張，我不確定我那笨拙、帶有鄉音的演說，大家是否能聽得懂。

看著滿場聽眾，忍不住推測起他們的身分與動機，我想，大致不脫以下幾種類型：

一、教師：許多老師是帶著瞭解特殊兒的教學熱情來的，但也有些是為了要湊滿每年規定的研習時數而來的。不管哪一種，我都很歡迎，至少有機會讓教育現場第一線的專業工作者更認識自閉症，可以造福更多有特殊兒的家庭。

二、特殊兒家長：他們都懷著拯救孩子的急迫父母心，真心來學習怎麼教導孩子。

三、透過媒體得知蔡傑故事的人：基於好奇心，想來了解一下這位「傳說中的蔡傑爸」。

如果，以上皆非，那麼，只能說是「有緣人」了……

無論是哪一類的族群、基於何種動機來參加演講，我都很感謝他們願意撥冗來聽我這個平凡爸爸的分享。我會盡我所能，將需要讓社會大眾明白的事情，一一描述出來。跟一般人分享，是我心中的夢想，能不能實現，除了需要一點運氣，也需要長期努力不懈的實踐力。我一直保持著莫忘初衷的心，努力了七年，終於等到這一刻。未來，我還會加倍的努力，一步一腳印去實現我那幾乎不可能的夢想。我始終相信，自己隨時做好準備，以後的事情，老天自然會安排。

演說結束之後，一位爸爸起來發言，他有一個即將小學畢業的自閉兒，他提出了一個問題：「以後我們死了，孩子該何去何從？」

其實，這個問題，我被問過不只一次，我自己以前也曾經深深煩惱過。彷彿做得再多，永遠嫌不夠；做得再好，永遠不完美。我甚至暗自盤算：無論如何，我一定要活得比孩子更久，至少要比孩子多活一秒鐘！

但這樣的盤算其實是枉然的，生死的問題是天在安排，並非自己可以操控，我們無法選擇在什麼家庭出生，也無法選擇用什麼樣的方式死去。

隨著孩子年紀漸長，歷練增多，我的想法也慢慢改變了。人世間充滿各種無常，未來究竟會發生怎樣的變化，誰會知道呢？人生在世，為什麼就一定要去為一些不可預測、難以掌握的事情而憂心忡忡呢？

我們能掌握的，其實只有「現在」而已。所以，我選擇活在當下，盡我所能做好我該做的，把握每一分鐘我能把握的幸福，至於未來會怎麼樣，我真的不知道，憂慮再多也沒有用。

我們都只是凡人，並不是神，人再怎麼了不起，頂多也只能做到人可以做到的事情。當事情臨到眼前，就勇敢面對它；若天意實在不可違，我們這些微小的人類，其實也沒有討價還價的餘地，多餘的牽掛與煩惱，只會讓自己更加走不出來而已。

當我換個方式去思考，心胸逐漸開闊，內心也就不再糾結。花開花落，生老病死，萬物生滅，這都是天地的定律，何必煩惱？

我只想要在我有限的生命中，珍惜當下每一分、每一秒，多花一點時間在有建設性的實際行動上。

所以，我不去煩惱萬一我過世了以後，孩子該怎麼辦？我念茲在茲的只是：我現在要怎麼做，才可以讓孩子活得更有意義？我們要怎麼生活，才可以更快樂？我要怎麼跟孩子相處，才能夠讓孩子開朗地成長？我要怎麼分享，才能幫助更多像我孩子一樣的自閉兒，順利成長並得到幸福？

我相信我「現在」所做的一切努力，可以幫助孩子的「未來」。

我們父子務實而認真地過每一天，中間難免經歷煎熬，但我知道，孩子會用他的步伐一步一步前進，或許進程很慢，但確實一天比一天更好。

人只要做到盡心盡力、問心無愧就足夠了，其他的，天，自然會安排。

06 要求自己，是最簡單的一條路

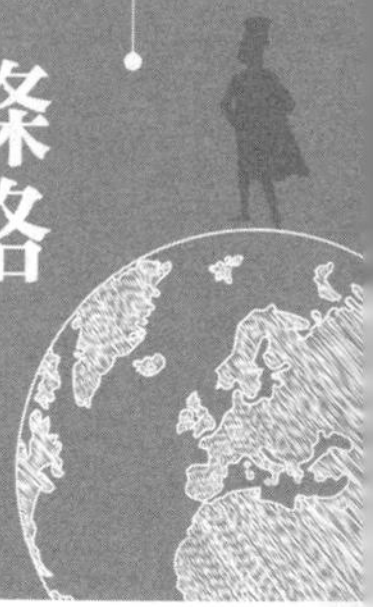

就教育這件事來說，我期許自己能做到「嚴以律己，寬以待人」，認真做蔡傑的爸爸，也認真做蔡傑的老師，能多做一點就多做一點。

蔡傑小時候，為了帶他做早療，我整整跑醫院跑了五年。

孩子們做治療時，家長都要在治療室外面等待。那些年間，我看到的家長大多都是媽媽，偶爾也會有阿公、阿嬤，比較少看到爸爸。因為枯等實在有點無聊，有一些媽媽會過來跟我聊天。

凡是要到醫院做治療的遲緩兒，無論是哪一種發展遲緩，無論症狀是輕微還是嚴重，都是父母心中無法抹滅的痛；因為我們的孩子永遠無法和一般孩子相提並論，許多人講起來都是一肚子苦水。

遲緩兒家長最常提及的話題，就是自己的孩子在學校老是被老師忽略或誤解，經常講到委屈地哭了。

「我們的孩子就是不懂，才要學，為什麼老師都不教？」

「為什麼老師都只在乎一些很聰明的孩子？」

聽媽媽們抱怨，雖然有時也難免有些感傷，但我對於這些困境的看法，跟其他家長是有一些不同的。

我不是伶牙俐齒、擅長社交的人，如果遇到的媽媽講話速度太快，一直講一直講完全停不下來，我實在插不上嘴，那麼我就會靜靜地聽她抱怨。我完全理解照顧遲緩兒的壓力與痛苦，這些媽媽若需要一個情緒出口，我願意扮演聆聽者的角色，讓她們發洩一下挫折感，這樣心情可能會比較好一點。

但如果遇到的媽媽講話速度沒那麼快，比較願意聽聽我的經驗，我就會試著跟她們分享下面這個小故事跟我個人的淺見。

我曾經同時帶三個小孩一起玩遊戲，一個是我家重度自閉症的蔡傑，他當時是幼稚園小班，另兩個則是正常的孩子，大姐姐讀小學二年級，小姐姐讀幼稚園大班。其實若孩子都正常，雖有年齡差異，按理說要玩在一起應該不是太困難的事情；但程度若是差異太大，情況就變得很尷尬。

當我玩適合蔡傑的遊戲時，小姐姐還能勉強參與，但大姐姐就會一直抱怨「好無聊喔」「我不想玩了」；當我玩適合大姐姐的遊戲時，蔡傑又根本無法參與，只有發呆的份。

如果折衷換成玩小姐姐程度的遊戲，大姐姐就願意一起玩了，但最後就變成二個女孩兒一起玩，蔡傑一樣只能在旁邊乾瞪眼。

我很努力想要解決這個問題，分別找出適合他們個人的遊戲，大家終於都可以玩了，可是，就變成各玩各的，如此又違背了當初我想要達成的「互動」目的。

總之，不管我怎麼做，都無法做到圓滿。這件事讓我深刻體會到，當孩子程度差太多的時候，若還硬要湊在一起，真的很難教。

只有三個就這麼擺不平，那麼一個班級裡有三十個程度各異的小朋友（尤其若還有程度落差特別大的孩子穿插其中），想要滿足每一位小朋友的需求，根本是不可能的事，在時間、心力都有限的情況下，老師只能盡力而為。

那麼，難道就真的完全絕望了嗎？這倒也未必。

你想知道，當初三個孩子無法玩在一起的故事，後來怎麼了嗎？

過了二年，蔡傑已經是大班了，那兩個姐姐也分別升上小學四年級與二年級。雖然彼此的程度仍有差異，但情況已經完全不一樣了，因為蔡傑比二年前進步很多，他可以理解更多事情，語言也漸漸發展出來了。蔡傑可以玩的遊戲範圍擴大不少，三個人能夠一起玩的選項自然增加很多，即使是大姐姐，也不會意興闌珊的抱怨不想參與。

雖然，離我心目中理想的「互動」還是有很大的距離，但至少蔡傑已經不會讓姐姐們覺得很無聊。

我深知，如果放任蔡傑不管，他永遠也無法參與別人的活動，只有把他的能力提升到一定程度，這個問題才有解方。

因此，這二年間，蔡傑一直接受我密集的訓練，我幾乎整日都跟孩子泡在一起，無論在醫院、學校、公園、家裡……每天不厭其煩的帶孩子做各種訓練，一次又一次教導進步甚緩的孩子學習各種事物，讓孩子在口語、行為上一點一滴的突破。

身為重度自閉兒的家長，我真的很懂那些媽媽們的挫折感，但是，我比較不會糾結於老師的態度。

我覺得，要求別人用心教導我們的特殊兒，並不是那麼簡單的事。老師並沒有跟孩子住在一起，不可能知道孩子日常生活中的各項細節，也不可能透徹了解孩子各項能力表現；即便老師認真去瞭解了，班上這麼多孩子要兼顧，就算想特別關照我們的孩子，也可能有心無力。若要刻意配合我們孩子的程度，那又該如何對其他孩子的家長交代？

我覺得與其要求老師用心教，倒不如要求自己多用心教，事情反而會簡單一點。

若老師願意多花心思在我孩子身上，我不勝感激，如果不然，我也並不怨懟，我能理解教育現場的諸多限制。

其實，這世上很多事情都是如此，因為立場不同，看事情的角度不同，就會有完全不一樣的解讀。公說公有理，婆說婆有理，誰能說哪一方才是對的？

就教育這件事來說，我期許自己能做到「嚴以律己，寬以待人」，先努力盡我身為家長的本分，認真做蔡傑的爸爸，也認真做蔡傑的老師，能多做一點就多做一點。

當然，這過程絕對不可能輕鬆，但一路走來，我真真實實感受到孩子的變化與成長，孩子也跟我建立極親密的關係，這不就是我們做家長最渴望的結果嗎？

07 存在的價值

我期許自己，只要有演講的機會，我會盡全力讓在場所有人，就算以前不認識我，但只要聽我講過一次，就不會忘記我以及蔡傑的故事。

這些年來，邀請我去演講的學校單位大多都是國小、國中，聽眾多半是老師或家長，但有一次，很難得受某所國立大學的邀請去演講。對我而言，對大學生演講是一個很新鮮的經驗，我一直很羨慕能考上國立大學的人，一想到能站上講臺，跟這些聰明的年輕人分享蔡傑的故事，就覺得很興奮。

進入演講廳準備時，一些學生陸陸續續走進來，大部分學生都是安靜等待或是小聲與同學聊天，少部分學生則是一坐定就開始睡覺。

做為講者，看到聽眾意興闌珊，要說完全不在意那是騙人的；但我自己也當過學生，知道並不是每堂課、每位老師都能吸引到學生，學生在課堂上睡覺，也無可厚非。

我開始講以後，有部分學生仍在睡，五分鐘、十分鐘過去，眼睛依然沒睜開。我是帶著使命感前來的，依然賣力演說著。

我的每一場演說，都會投入十足的誠意與感情，十五分鐘、二十分鐘過去以後，原本半昏睡的那些學生們開始睜開眼睛，願意抬起來往前看了，演說時間進行到一半，已經沒有學生在睡覺了。

最後我講完了，學生們報以熱烈的掌聲，有些學生還很激動地跳起來鼓掌，看到大學生們的表情與眼神，我知道他們的內心都被觸動了。衷心感謝這所大學，讓傑爸留下美好的回憶。

回到家之後，還收到一名聽眾來信：

「蔡傑爸爸您好：

我是○○大學工學院的同學，今天在學校演講廳聽了您的演講，原本只是抱著聽一聽，順便積一下學校的通識點數的心情來，但是聽完您的演講後，心中充滿了無比的感謝及懺悔。

我是個出生在小康家庭裡的孩子，高中時候還考進數理資優班，經過這些人生求學路上算順遂的路程後，對父母親卻完全沒有感恩的心。

今天聽完您的演講，我一出演講廳便打電話回家，雖然一時說不出口，但是父母似乎感受到我的心意。看影片中，蔡傑溜直排輪、倒吊、騎單輪車……這些運動是我從小到現在都一直無法克服的恐懼，而蔡傑做到了，身為一個正常人，看到自閉症的孩子如此享受這些活動，還真是羨慕又忌妒啊。

我相信蔡傑在這樣幸福的家庭中，失去的並沒有比我們「正常人」多，甚至獲得的要比我們多很多。

文筆不是很好，無法完整表達我心中感動的情緒。

再次感謝您撥空來我們學校演講，今晚讓我開啟了另一個人生觀。

祝福全家健康。」

收到這樣美好的回饋，我無比感動，也認真地回信給這位同學：

「同學你好：

人生旅途上，我們會碰上什麼樣的人？對我們會有什麼樣的影響？我們自己無法決定，緣分，通常就是這樣子……

就像我原本想要生一個資優生，可是卻生到重度自閉兒，只能說是命運的安排。

傑爸對於可以到○○大學演講，感到十分榮幸，我的背景與能力在求學時代是沒辦法讀到大學的，今天可以進到校園走一走，感受一下夢寐以求的大學生校園生活，我覺得很高興。我演講的主題是特殊教育、身心障礙、家庭教育、自閉症的議題，這種既冷門又非主流的題目，對大學生來說一定是興致缺缺，我能理解。

因為我的身分與立場，所以我期許自己，只要有演講的機會，我會盡全力讓在場所有人，就算以前不認識我，但只要聽我講過一次，就不會忘記我以及蔡傑的故事。

過去分享的對象，大多是學校老師與特殊兒家長，因為有與自閉兒相處的經驗，會比較容易有共鳴；我一直少有機會去說給學生聽，不知道該怎麼做，才能將蔡傑的故事，講給全臺灣所有的學生知道，這次很感謝學務處心輔組心理師的安排，我跨進了這一步。

我期望自己在教育領域不斷的努力，讓大家來感受我講的內容，但，究竟能不能有效果？能不能影響聽眾們的思考？演講結束、曲終人散以後，我也無從得知。很高興你聽完演講後，願意主動寫信來說出自己的感受，你知道嗎？因為你，我看見自己存在的價值。

以後如果我還有機會面對學生族群，我將更有信心走下去。

蔡傑爸」

08 這一生，至少當一次傻瓜

教養特殊兒，付出與成效永遠不可能成正比，只有傻瓜才會不計代價去做這樣的事情。

讀完《這一生，至少當一次傻瓜：木村阿公的奇蹟蘋果》這本書，心有戚戚焉。

木村阿公堅持不灑農藥、不施肥，整整花了三十年功夫，終於種出香甜可口而且不易腐爛的蘋果。這條孤獨的夢想之路並不好走，木村阿公的果園，好幾年連一顆蘋果都長不出來，不但鄰近果園的農夫冷眼以對，家中經濟更是為此陷入困境，連吃飯都成了問題。

為了種出真正的有機蘋果，木村阿公比任何果農都還要更辛苦，他必須去研究昆蟲、研究土壤、研究氣候、研究大自然，不斷進行各種實驗，想辦法讓蘋果樹可以不靠農藥就能茁壯成長。

一般果農根本不需要這麼麻煩，只要按時間灑農藥，每年就可以有固定的收成。但木村阿公這麼辛苦，卻彷彿徒勞無功，一年、兩年、三年過去了，完全沒有成果，蘋果樹看起來甚至好像快要死掉了，但木村阿公還是堅持他的理想。熬到了第八年，他的實驗開始出現了一點點的成果，果園開了七朵花，結了二顆蘋果；在第十年的時候，終於守得雲開見月明，收穫了外表雖然不怎麼起眼，但滋味驚人的蘋果。

木村阿公窮盡三十年的光陰，最後，終於種出結實纍纍、無與倫比的奇蹟蘋果。這些擁有強大生命力，並「匯聚生產者靈魂」的蘋果，美味得足以讓嚐到的人感動落淚。

木村阿公的故事，我讀起來格外有感觸，雖然我們努力的領域不同，但同樣都在逆風中堅持夢想。他所經歷過的孤獨感，以及自己也不確定到底能不能開花結果的徬徨，這些過程，我其實都懂，讀他的故事，就好像看到自己的故事。

木村阿公只是一介農夫，不是滿腹經綸的農業學者；我也只是一個普通的爸爸，不是精通特教理論的專家，我們講不出高深的詞彙，只會非常努力去瞭解我們所愛的對象，務實地去實驗、去訓練。老天自有安排，木村阿公辛苦的研究與實驗有了成果之後，達到了別人難以企及的境界，他的蘋果成為供不應求的搶手貨。

我喜歡這本書的原因是，教養特殊兒的道理其實一樣，付出與成效永遠不可能成正比，只有傻瓜才會不計代價去做這樣的事情。但，所有付出的努力，都不會白白浪費。

蔡傑總共做過四次鑑定：三歲時在長庚醫院，第一次的鑑定結果，身障手冊是開重度聲障（注）；隔了一年，我們換了另一家醫院，四歲時在嘉基醫院做了第二次鑑定，結果是重度自閉症，兩次的結果都不樂觀。蔡傑三歲時，我成為全職爸爸，親力親為教導、訓練蔡傑，竭盡我所能幫助孩子穿越障礙。

孩子六歲時，做了第三次鑑定，結果是：中度自閉症，進步了！

到了蔡傑十二歲時，我們做了第四次鑑定，這時身障手冊改了新制，手冊改成用代號，沒有直接說明是哪種障礙，上面只寫了「中度」。我查了代號，並比對了鑑定的報告，蔡傑是屬於中度自閉症與輕度智能障礙。

這四次鑑定，中間橫跨十年歲月，在人際互動部分，孩子從重度進步到中度；而在智力部分，更是從重度進步到輕度。不只我感覺得出孩子有進步，與蔡傑相處過的師長與親朋好友也都能感受到，他這些年來一點一滴的成長與變化。雖然緩慢，但他是真真切切地進步了。

我願意去做一個像木村阿公一樣的傻瓜，窮盡我的一生，細心守護我那生長緩慢的「蘋果樹」，等待他有一天也能超越重重限制，創造屬於自己的「奇蹟」。

注：聲障意指語言發展的障礙。

09 懸案謎底，終於真相大白

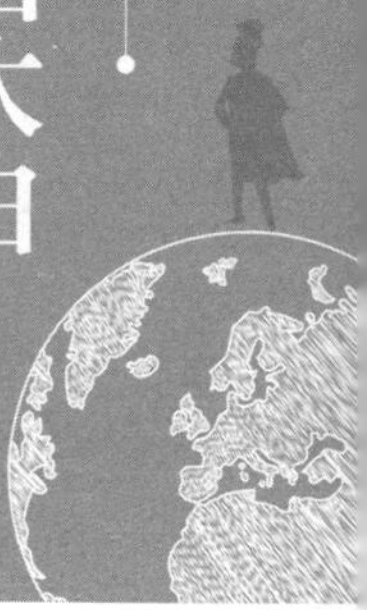

隔了很多年，由孩子親口表達出來，讓懸案得以解開，我也因此有機會更理解我的孩子，也讓我充分感受到孩子的確是有進步的。

有一次，我到臺北一所學校演講，剛走進校門口，一位坐在花圃前的女士突然叫住我：「蔡傑爸爸，你還記得我是誰嗎？」

我仔細一看，這不是月千老師嗎？她是八年前，蔡傑在幼稚園讀特教班的其中一位巡迴輔導老師。我有點納悶，月千老師不是住在嘉義嗎？怎麼會出現在臺北？

原來，她後來考上臺北的學校，已經在臺北市服務三年了，從網路上看到我的演講訊息，特地買了杯潤喉飲料過來等我。

我心裡很感動，雖然多年不見，她依然記得蔡傑這個學生，還專程來為我加油打氣，可惜因為演講時間快到了，上臺前還得測試電腦簡報效果，我們沒機會能多聊一些。

原以為老師搬到臺北，之後恐怕不容易再見到了，沒想到四年之後，我在家鄉嘉義的另一場演講之後，一位女士上前來打招呼：「傑爸，你知道我是誰嗎？」

事隔多年，彼此的外貌都各有變化，坦白說一時之間還真的認不出來，愣了片刻，才想起是月千老師，真是失禮，在臺上講了整整三小時，居然不知道老師就坐在臺下聽。

「月千老師，妳不是調去臺北了嗎？」

「我後來又調回來了，我調到○○國小，一樣是巡迴輔導老師。」

算起來，蔡傑從幼稚園已經畢業九年了，老師還是一直關注著我們父子，並且二次親自來到現場來鼓勵我，真的是一位不可多得的好老師。

回到家之後，我跟蔡傑說：「你知道我今天碰到誰嗎？月千老師，你還記得嗎？」

月千老師是在蔡傑就讀學前特教班小班和中班時教到他的，後來蔡傑轉到另一所普通幼稚園，老師每星期也會去他的新學校巡迴輔導。

如今蔡傑已經國三了，我在想，他搞不好已經忘了月千老師，沒想到，他竟然還記得，並且跟我說了一些我以前不知道的事情……

「我讀大班，她有到我們學校，羚羊班，帶我到輔導室旁邊上課。」

嗯，很棒，有條理的回答，我接著問：「一個禮拜上幾次？」

「兩次。」他又說：「她沒來，我就哭了，在教室哭。」

我很訝異問他：「為什麼要哭？」
「因為不知道要去哪裡上課啊！」
我這才想起，蔡傑就讀大班時，曾經發生過一次風波。
他念大班時，每天都過得很開心，在學校情緒算是很穩定，一直都相安無事，沒出什麼亂子。唯一只有一次，我去接蔡傑放學時，級任老師告訴我：「蔡傑今天在教室大鬧、摔東西，很用力摔櫃子的門。」
這個級任老師平常非常照顧蔡傑，很用心對待他，但那天不曉得怎麼回事，蔡傑突然抓狂，老師完全拿他沒辦法，不管怎麼安撫都沒用。我非常清楚蔡傑抓狂起來的模樣有多可怕，就像電影裡的綠巨人浩克一樣，一失去理智就徹底失控，就連我也不見得控制得住，更別說是老師。
老師應該有被蔡傑當時的模樣給嚇到，說著說著都哽咽了。造成老師的困擾，我心裡非常過意不去，我也很想知道原因，解釋給老師聽，但礙於蔡傑的表達能力實在太有限，我也問不出他在學校情緒大暴走的來龍去脈。
當時，蔡傑的口語能力還相當差，只能用簡單的單字來表達生理需求，頂多勉強跟大人講幾句話。畢竟大人知道蔡傑的程度，會等待、配合他；但跟小朋友溝通就完全不行了，小朋友只要覺得你不好玩，就直接跑掉去找別人了，根本無法互動。

很多事情，受限於他的口語表達能力不足，無法描述細節，所以我完全猜不到前因後果，事件最後都會變成沒有線索可循的謎團，然後成為不可解的懸案。

像大班時的大暴走事件也是這樣，我始終不知道他那天在學校到底發生了什麼事，沒想到過了這麼多年，這件「懸案」的真相終於有機會得見天日。

「然後呢？」我很興奮，趕緊繼續接著問。

「我就摔東西、摔門，我一直哭，老師也哭了。」

「教室裡面都沒有小朋友嗎？」

「沒有，都去拔草了。」

「拔草？嗯，然後呢？」

「然後把我關在教室，沒多久老師就開門，我不哭了，帶我一起去拔草。」

原來，那節課本來是月千老師要帶蔡傑去輔導室上課，可是月千老師可能臨時請假沒出現，蔡傑很喜歡上月千老師的課，即使一星期只有兩節巡迴輔導課，蔡傑也非常重視。他是缺乏彈性的自閉兒，原本該去輔導室上課的規則被打亂了，所以就大崩潰，用破壞東西、大哭大鬧的方式來表達他的痛苦。九年前的懸案，終於真相大白！

要不是月千老師出現在我的演講場合，還特地過來跟我打招呼，我回家之後也不會跟蔡傑提起這位老師，當然也就不可能知道，他當年把級任老師弄哭的原因。

這種隔了很多年，由孩子親口表達出來，讓懸案得以解開的感覺真好，我也因此有機會更理解我的孩子，也讓我充分感受到孩子的確是有進步的。

每次我去演講，總是不忘提醒家長們，像我們這樣的特殊兒，年紀小、不會表達、沒有任何表情，並不代表他（她）真的不懂或完全沒有感覺。孩子的輸出系統或許出了問題，但是輸入其實是沒問題的，千萬不要因為孩子的外表冷漠，沒有反應，我們就認為再多的教導與練習也沒用，就停止努力。

最近這幾年，蔡傑的口語能力比較好之後，我經常能在孩子身上看到各種進步與突破。這除了帶給我許多驚喜，也讓我很慶幸，自己始終沒有因為看不到立竿見影的效果，就放棄「輸入」、放棄訓練孩子。

不同的孩子，就像是不同的植物，有些孩子長得快又好，園丁稍微栽培就能枝繁葉茂、欣欣向榮；但有些孩子則發芽晚、抽枝長葉也慢，甚至看起來好像沒有任何動靜。但請父母一定要相信一件事：他們不是不會成長，只是需要園丁更多的心力，以及更多的等待時間。

等待開花成果是辛苦漫長的，總是要在好幾年之後，但是，當那一刻來臨時，身為「園丁」的喜悅，也是筆墨難以形容的。

【附錄】

蔡傑讀《一路上，有我陪你》心得

因為我學得比較慢，爸爸要一直教很多遍，我才會，
要很有耐心，就算我不想學，他還是要教我，
就是這樣堅持，現在我才有辦法自己做很多事情。

1 一直練習，才能學會

今天有讀爸爸的書，其中有一篇，寫到爸爸念高中的時候，有練吉他，爸爸練吉他練到手破皮，他還是繼續練，要練到會才會休息，學到會，不放棄，一直練習，才能學會。

爸爸以前有教我彈吉他，可是我沒有興趣，爸爸就先教我學二胡，一開始要先練習打節拍，要學看譜，才會拉，有打節奏，有練習姿勢，要怎樣做才對，才有聲音出來，才拉得好聽，人家才聽得懂。

我練習很久，很累，還是不停的練，有繼續學，終於學會了，爸爸從我不會教到會，一直練，重複很多遍，其中我有練到生氣，還有哭，爸爸不管我怎麼哭，還是要學，才會拉，就可以表演，爸爸很堅持不放棄，就像他念高中的時候學吉他一樣，一定要把我教會才可以。

因為我學得比較慢，爸爸要一直教很多遍，我才會，要很有耐心，就算我不想學，他還是要教我，就是這樣堅持，現在我才有辦法自己做很多事情，不用人家幫忙，我也可以自己做，自己完成一件事情是很棒的。

2 我對大人比較有感覺

我讀爸爸的書，其中有一篇裡面有寫到我小時候的事情。

原來我的名字，是爸爸為我取的，他希望我成為人中豪傑，所以取名為「傑」，我是第一個出生的小孩，所以我是最大的孩子，我喜歡當哥哥，因為要讓妹妹聽我的，可以教妹妹，保護妹妹，我要當她們的榜樣。

爸爸有說到我小時候，都不會講話，有教我念故事，聽ＣＤ，玩益智玩具，但是我還是不會講話，我都用叫的，還有用哭的，我真的不知道爸爸在講什麼，我也不會表達，只想做自己的事情。

小時候我對人沒有興趣，沒有感覺，我跟其他小朋友真的很不一樣，我不知道什麼是家人，我連爸爸媽媽都不會說，那時候真的很糟糕，原來我小時候是這樣，讓家裡的人擔心又害怕。

我現在喜歡運動，對人比較有感覺了，對大人比較有感覺，對小朋友還是沒有感覺，因為大人比較好聊天，小朋友比較不容易聊。

3 有一天我也可以學會

我讀完爸爸的書，其中有一篇有寫到，我會走路之後，不讓大人牽手，那時候的我，聽不懂別人說的話，也不認得家人，更不會表達也不會說話，都用哭的，用打滾的，用叫的，只想做自己的事情，常常讓家裡的人很煩惱，很頭痛。

其實我也不想這樣，跟大家不一樣，我也很想做好每一件事，但是我控制不了我自己，我沒有興趣，就不想去做、去說，如果有興趣就會停止不了，一直重複，我不喜歡這樣，但我又沒辦法改變，要怎麼做才好，要有人一直教我，提醒我，我會慢慢改變與進步，我才會變好。

就像小時候爸爸教我泡茶，本來是訓練我當小幫手，但後來我就變成一定去蓋蓋子，蓋子一定要讓我來蓋才行，不然我就會失控，這種固執的行為，搶蓋子的動作，我也無法控制，常常讓爸爸擔心，我不知道什麼是危險，我都不怕，爸爸只能讓我去體會到什麼是真正的痛，有真的受傷過，我才會怕，我以後才會知道什麼是危險不能亂碰。

雖然我不會說，也不會表達，但我都會看，也會學，也能有感覺，只要有人願意一遍又一遍的教我，給我鼓勵，給我信心，不要兇我，也不要罵我，我只是學的比較慢，有一天我也可以學會。

4 小時候最痛苦的事情

小時候最痛苦的事情就是念故事書，我還記得是在念小猴子的故事，那一次念不好，已經念了很多次，還是念不好，爸爸並沒有放過我，因為我講不清楚，我後來長大有聽爸爸的演講，我才知道，原來爸爸對我這麼嚴格，一直強迫我要開口，都要一直練習說話，是因為爸爸小時候說話會結巴，在家裡會被阿公、阿嬤罵，在學校也會被同學嘲笑，爸爸不希望我跟他小時候一樣，不會講話就要被欺負，所以爸爸一直訓練我説話，希望我跟一般人一樣。

爸爸很嚴格，讓我小時候很痛苦，我不喜歡，會一直哭，我就學不會，有一次我做不到爸爸要求的，爸爸説我哭了很久，已經四個小時了，我還在哭，還在鬧，爸爸終於受不了，投降了，這樣下去也不是辦法，於是爸爸改變方法，覺得應該讓我快樂，才有動力去學任何事情，看到我開心的笑容，煩惱都不見了。

從小到大爸爸每一天都會帶我去外面玩，我們努力的學習怎麼玩，去公園玩溜滑梯，盪鞦韆，吊單槓，可是爸爸又發現我連玩都不會玩，沒有興趣，根本就不想動，要怎麼讓我玩，讓我會想要去玩，至少要找到我喜歡的東西才行，那時候我只喜歡吃好吃的東西，只要吃了，我才有動機學習，我開心了，爸爸也笑了。

爸爸以前教我東西，都是用強迫的，讓我學講話，強迫我會很痛苦，所以後來爸爸會改變方法，用笑的，用快樂的方法，讓我開心的笑，因為我喜歡喝珍珠奶茶，我也想吃薯條，也喜歡喝可樂，也喜歡吃番茄，有加梅子，有吃東西我才有動力來學習，這樣才能學會，爸爸有教我直排輪，也有溜蛇板，有溜斜坡，都要牽著我一起溜，才能學會，小時候因為我聽不懂話，用講的，用示範的，都沒有用，因為我都聽不懂，眼睛都不看，只有碰到我喜歡吃的東西，我才能動起來，才不會發呆，不會當機，我很喜歡快樂的學習。

現在我長大了，終於聽懂話了，可以聊天了，眼睛都會看了，爸爸才比較放心了。

5 挑戰更多不可能

很小的時候，爸爸把工作辭掉，專心的陪我，因為我還不會說話，常常因為小事情就哭鬧不止，所以上學都要爸爸到學校陪讀。

我都不會跟人家互動，人家都會講，只有我不會講，那個時候上學每天都會哭，幼稚園遇到很好的老師，她教我們什麼事都要自己來，不能幫忙，就算我做的亂七八糟，又哭又大叫，她也一定要我自己做完成，念故事還有看圖片念，每天放學，大家都回家了，只有爸爸一個人堅持陪我留在教室練習。

爸爸也有帶我去做早療，去醫院做語言治療和職能治療，還不會講話，都要練習到會，每天爸爸都有陪我練習，教我要一直講話。

爸爸除了在學校訓練我，也會帶我去溜冰場訓練，教我溜蛇板，雙龍板，還有獨輪車他也會教，爸爸也教我泡茶，都是爸爸一個人在教我，因為要克服障礙，所以全部都要練習。

有時候也有帶我去海邊，因為好玩，也有練習其他很多東西，練習拼圖、積木、二胡，都要學，學會了，就會講話，還有帶我去公園玩，玩溜滑梯，做很多事情都是為了讓我受到更多刺激，我會開心的笑，高興的時候才講出很多的話，快樂的學，使我更有動力去挑戰更多不可能。

6 我不聰明，但是我不怕失敗

我小時候去醫院做語言治療都會哭，都是爸爸陪我進去，從三歲開始做治療到小學二年級，還有職能治療，爸爸陪了我五年，我比較喜歡職能治療，因為空間比較大，比較好玩。

放假的時候，喜歡跟媽媽去漁人碼頭玩沙玩水，我們一起騎腳踏車去運動，最常吃那邊的蚵仔煎，很新鮮很好吃，還有吃霜淇淋，喜歡吃巧克力口味，很甜，冰冰涼涼很舒服。

我們常常去公園玩，我最喜歡玩溜滑梯，溜下去的感覺很好，有衝力，讓我一次又一次的溜，都不會厭煩，平常也有練習溜直排輪，變換不同招式，溜斜坡、後退溜、畫葫蘆、S型……等，爸爸下課會陪我騎獨輪車，有騎的很高興，我喜歡挑戰有高難度。

一歲的時候爸爸有教我泡茶，因為小時候，要當爸爸的小幫手，幫忙蓋蓋子，倒茶葉，但是蓋子一定要讓我蓋，因為我很固執，非蓋不可，讓爸爸很頭痛，爸爸會用水燙我一下，很燙，我就不敢再碰了。

在家裡也有玩積木，有跟妹妹比賽拼積木，拼一樣的東西看誰比較快，訓練我的手指，眼睛看，頭腦想，如果有趣很好玩，我就想玩，爸爸有教我很多東西，每天也有陪著我洗澡，因為還不會洗，洗澡都會哭，我的皮膚很敏感，都是媽媽陪，我會比較安心。

小時候很多事都不會，尤其是生活上的事情，出去外面很麻煩，常常一團亂，別人看我會很奇怪，也會受不了，大家都會不高興，感謝爸爸積極的訓練我很多事情，我不是這麼聰明，但是我不怕失敗，不會的東西就是練習再練習，不管多久一定會成功完成一件事情。

7 因為愛我，所以寫信給老師

我有讀到爸爸寫給老師的信，以前我念幼稚園有換過四間學校，先讀安琪兒，然後讀聖心，第三所念天使班是在朴子國小，最後一所是讀羚羊班在大同國小附設幼稚園，不管我念了幾所學校，每一個老師都會收到爸爸寫的信。

我問爸爸：「為什麼要寫這麼多信給老師？」爸爸說因為他不太會講話，如果常常去找老師，怕會耽誤到老師休息的時間，可是我的事情很重要，老師可能不知道或不了解，如果爸爸什麼事情都不講，那全世界就沒有人會了解我了，所以爸爸不能不講。

因為爸爸本來也不太喜歡講話，所以就只能用寫信的方式來跟老師溝通，雖然比較麻煩，要花很多時間，但也沒有更好的方式了，所以從幼稚園到小學爸爸寫了很多信給老師，只要我又換新的學校、新的老師，爸爸就會寫給不同的老師，讓老師可以用最短的時間來了解我。

因為我喜歡運動，所以爸爸也會寫信給體育老師，希望我可以多跟人家互動，也要學會聊天，這樣以後長大才有辦法工作，才能賺錢，體育課不能自己一個人玩，也不要發呆，要一起玩，我以前上體育課都是一個人玩，都不會找人家玩，也不會做操，也不會跳舞，現在上體育課不會發呆，可以一起跑步，爸爸說不會念書就算了，不要連玩都不會玩，那活著就沒有意義了，要練習去交朋友，要主動一點，不要都沒有反應，要有感情，這樣才能認識更多朋友。

以前小時候都沒有反應，所以爸爸都要幫我，現在我長大了，比較懂事了，要成熟，自己要獨立，爸爸才會放心，就不會煩惱，我就會高興。

【篇外】

一支電話

經過了這麼多年，我仍然忘不了，
母親在那通電話裡心碎的哭聲；
也忘不了，當年看到空蕩蕩新莊舊家裡，
只獨留下那一支電話的畫面……

命中注定的風波

國三快畢業的某一個星期天，我跟二個同學相約到學校的三樓教室準備聯考，在此就姑且稱這二位同學為王小明和李大同吧。

傍晚時分，我還是很老實地坐在座位上讀書，但李大同和王小明二人卻坐不住了，開始抽菸聊天看報紙，一邊看，還一邊玩起打火機來。

後來，不知是哪一個起頭的，竟然手癢燒報紙來玩，而且愈玩愈不像樣，其中一個人把報紙披在身後，像小飛俠的披風一樣，另一個則幫忙在報紙上點火，嘻嘻哈哈抓著著火的報紙在教室裡狂奔，像是在室內放火風箏一樣。

如果我早知道接下來會發生什麼事，我一定當機立斷制止他們，別讓他們繼續胡鬧下去，可惜，當時我完全不想理會他們，只是自顧自讀書，只能說，我命中注定要被捲入這場風波。

五點半以後，天色漸晚，這二傢伙還樂此不疲，換了新玩法：一個在教室裡放火風箏，另一個在教室外隔著磨砂玻璃歡呼讚嘆、欣賞火光，為了增加「觀賞價值」，他們後來甚至把教室的門窗都關起來，這樣在外面看進來的「效果」才好。

門窗緊閉在裡頭燒東西，整間教室弄得烏煙瘴氣，到處都是報紙斑駁的餘燼，叫我怎麼讀的下去？

靠，他媽的，嗆死人了啦！我受夠了！

就在我起身收拾書包，準備換到隔壁教室讀書的那一剎那，校長突然進來了：「嘿！你們在幹嘛？」就連家長會長也來了，大聲斥喝：「全部抓起來，去叫警察來！」

我一愣，為什麼他們星期天會出現在這裡？

原來，因為王小明和李大同在樓上玩火，樓下打籃球的人看到三樓教室冒出紅色火光，在昏暗的暮色中看起來很嚇人，以為是失火，趕緊去報告，於是大人們便急忙上來察看究竟，一看這可不得了，就把我們三個都抓去訓導室，然後打電話通知家長。

問題是，我是無辜的啊，我從頭到尾都沒參與呀！雖然我努力辯解，王小明也坦言從頭到尾，都只有他們兩個在玩，但是，大人們根本不相信！

校長跟家長會長兩人目露兇光、一搭一唱，把這件事情講得無比嚴重，彷彿我們三個人做了一件多麼泯滅天良的事情。

父親來了，想當然耳是大發雷霆，我本想開口解釋，但他立刻厲聲打斷我：「閉嘴！」國中時，我有點叛逆，父親對我本來就很不滿了，這件事更讓他覺得是個奇恥大辱，他那嫌惡的眼神讓我明白一件事：無論我怎麼說，他都不會相信我。

回到家後，父親痛罵了我一頓，嚴厲指責我：「以後不管你在外面欠多少債，我都不可能會幫你還，你只要再犯錯，就不要回家，否則我會打斷你的雙腿！」

我的父親是個典型的嚴父，我從小就非常怕他。我爸雖不像我媽這麼常打小孩，但他出手非常重，每次都會被打趴到地上，所以，我完全相信「打斷你的雙腿」這句話，並不只是一種虛張聲勢的威脅而已。

這個事件，在我心中埋下了一個怨憤和恐懼的種子，成為我日後蹺家的導火線。

我選擇了「跑路」……

早在被冤枉之前，我就已經對自己在原生家庭中的遭遇積怨已深，我們的親子關係是冰凍三尺，非一日之寒。

我父母生了三個男孩、一個女孩，我排行老二。在三個兄弟中間，大哥能言善道，有長子光環；小弟則可愛討喜，功課又好，也享有么子受寵的優勢，大人們都對他倆讚不絕口，而夾在中間的我，長相比不上俊秀的兄弟也就罷了，講話還結結巴巴，看起來就好像會一輩子「檢角」（沒出息）的模樣，幾乎沒獲得什麼肯定過。

從小，我就一直覺得，自己是三兄弟中，最不被看好，也最不被關愛的那一個。

基於某種競爭意識，大哥學會的東西，我也會極力學會，甚至會想超越他、做得更好。在家中，因為自覺不如兄弟，所以對父母一向逆來順受，當個聽話乖巧、從不頂嘴、還會幫忙做家事的兒子，但這一切努力彷彿只是徒然，大家還是沒把我當一回事。

不知道是不是因為這種不平，我在青春期時滿叛逆的，確實做出許多荒唐的事情，闖出來的禍，也比兄弟都還多，如此就形成惡性循環：爸媽對我的評價愈來愈低，即使我真的沒犯事，他們也不相信我的清白。

國中畢業後，我念了一所高工，不過，我只念了半年又零三天就蹺家了。

理由是，在校期間我因為抽菸、打架被學校記了好幾支過，我一想到我捅的這些婁子要是傳回父親耳中，他盛怒之下，肯定會真的打斷我的腿，忍不住膽寒，不行！我不能「坐以待斃」，於是，我選擇了「跑路」……

當時十六歲的我，身上只有一百二十元，我花了四十元買了一包七星、十元買了一份報紙、二十元搭公車，唱著王傑那首《浪子》，走上一條徬徨的旅途。

我心裡有些感傷地想，父母就算沒有我這個上不了檯面的兒子，應該也沒差吧？反正還有優秀的哥哥弟弟，不是嗎？

我翻報紙廣告欄，看到了一份月薪三萬八千元的「隨車小弟」工作，而且還有供吃住，於是就這樣糊裡糊塗搭上巴士，從新莊到臺北找工作去了。

找到公司地址以後，發現那是一間舊公寓，面試我的人是一個中年男子，簡單問我幾個問題之後，就要我上他摩托車，帶我去工作的地方。

雖然有點可疑，但我仍不知天高地厚地上了人家的車，一路上只是好奇所謂「隨車小弟」的工作性質到底是什麼？能賺多少錢？還賭氣地想：我要等錢賺夠了才要回家，我要讓我父親知道，我不需要你也能活下去！

騎了一小段路，大哥把機車停在一家海產店門口，點了炒飯給我吃，我餓壞了，心想他真是一個很體貼的老闆，但沒想到，大哥吃完飯後，竟然就逕自離開了，就這樣把我丟包在海產店！

這時候，海產店的老闆走了過來，叫裡面的師傅帶我去房間放行李，我這才恍然大悟，原來隨車小弟的工作只是幌子，這家海產店才是我真正要「上班」的地方！

當時天已經黑了，我囊空如洗，也沒地方可去，只能待下來。我睡的那間房間非常小，不到三坪，但是要擠四個人。分配給我的那件棉被，還保留著前一位住客遺留下來的淡黃色汙漬，加上室內潮濕的臭氣、霉味，我都快吐了；但是，這是我自己選擇的路，我得自己承擔，只能忍耐度過這離家的第一晚。

大人的世界

我在海產店的工作是端盤子和清潔，帶我的是一位二十五歲左右的漂亮大姐姐，對我很是照顧，就算有什麼事情我做不好，她也還是很有耐心地教導我。那裡我人生地不熟，很自然就對這個姐姐產生信任感，告訴她我的背景，不過，對於「蹺家」這一節，我則略過不提。

對我這樣一個涉世未深的十六歲男孩來說，在海產店工作的那段短暫的經歷，還真是讓我大開眼界。有一天，我剛進餐廳準備要上班，突然聽到大姐姐大聲尖叫，有個長相凶神惡煞的男人正在毆打她，把她從二樓樓梯上推下來，還往她頭上丟酒瓶。

海產店的老闆、老闆娘、廚師，甚至客人都紛紛上前把那個男子拉開，之後大家彷彿若無其事，整理一下混亂的場面，各自繼續上班。我上了二樓幫大姐姐擦藥，問她：「剛剛那位客人為什麼要打人？發生了什麼事情？」她淒然說：「他不是客人，他是我男朋友。」

我簡直不敢相信，大人的世界怎麼會這樣？男人居然拿酒瓶毆打自己的女朋友？這跟我們校園裡那種純純的愛未免差太多！這是我蹺家後，第一次見識到社會的黑暗面。

但是，這還不是最讓人驚奇的，晚上還有更「精彩」的……

我們的「宿舍」是一棟很老舊的建築物，裡面也只是用簡陋的薄木板隔間，幾乎沒有任何隔音效果，隔壁房間有什麼動靜，都可以聽得一清二楚。那天晚上睡覺時，隔壁房間突然傳來令人臉紅心跳的男女歡愛聲，還有吱吱嘎嘎、激烈到彷彿快要散架的床板搖晃震動聲。

這下我完全睡不著了！就算蓋著棉被、摀住耳朵，那些聲音還是魔音穿腦般傳來。我忍不住探頭問睡在下鋪的師傅：「喂，師傅，隔壁房間睡的是誰啊？」

「就是帶你的那位大姐姐。」

啥咪？我大吃一驚，住了一星期，到現在才知道原來她睡我們隔壁。

「那……現在跟她一起做愛的人，不會就是上班時丟她酒瓶的那個人吧？」

「他也是廚師啦，他們在一起很久了。」

海產店的工作很粗重，大家下班後都很累，不太會跟我這個小毛頭說話，所以我一直搞不清楚店裡有幾個員工，完全沒想到那個打人的也是「同事」，難怪大家習以為常。

幾分鐘後，隔壁動靜漸漸平息，白天那個粗暴的男人，突然變成溫柔的小生，開始輕聲細語對大姐姐說些甜言蜜語。早上挨揍，晚上做愛？大人的世界實在太令人費解了！我開始有一點點想念我那個單純的小世界。

只要你趕快回來

這家餐廳有兩層樓，我主要是在二樓上菜與服務客人，用餐之前，還必須負責打掃，每天下午四點，隔著玻璃窗，都可以看到剛放學的學生們背著書包經過，一開始還不覺得怎麼樣，但連續看了幾天後，心中卻莫名有些難過。我本來應該像他們一樣，穿著制服、背著書包，過單純的校園生活不是嗎？為什麼現在會被卡在這裡呢？這是我第一次感覺到，原來可以念書，是這麼值得羨慕的一件事。

大姐姐發現我神色悵惘，便問我：「你為什麼要出來工作？為什麼沒有在學校念書？」在她溫言款語的詢問下，我一字一句把心事和盤托出，坦承我其實是離家出走的。

她勸我回家，可是，我拉不下臉，她建議我可以先打電話同學，請同學幫忙去了解家裡的狀況，再想想看接下來要怎麼做。「就算要工作，至少也要讓父母知道你在這裡很好，請他們放心。」

大姐姐一邊說，一邊拿起電話，堅持要幫我撥電話給同學，我拗不過她，就打了一通電話給我最信任的朋友小清。

小清一聽到是我，連珠砲說：「你跑去哪裡啦？你母啊、你大仔，都勒找你。」

「我現在在臺北。」

「發生啥咪代誌（發生什麼事），你回來啦！」

我想開口，卻不知道該說什麼，小清在那一頭繼續說：「你老母每天都在哭，哭尬整個人都變得好老。」

我聽到小清說我母親為我每天哭泣，哭到整個人都變老了，拿著話筒的手忍不住微微顫抖，哽咽了起來，我其實好想家，但是，我真的說不出口……

長這麼大了，我從不覺得我在家中有任何地位可言，印象中，父母對我永遠只有打跟罵，特別是在我叛逆的階段，他們更是疾言厲色。

我不知道，原來，父母心中，仍然是愛著我的……

後來，我簡單交代了幾句：「我很好，不用為我擔心。」就掛了電話。

大姐連忙走過問我：「你家人知道你在這裡上班了嗎？」

我搖搖頭說：「我不是打給家人，我只是打給朋友。」

大姐姐看我這不中用的樣子，豪邁拿起電話，不容拒絕地說：「來，你家電話幾號？你不敢打，我幫你打！」

僵持了半晌，我屈服了，報了家裡的電話，大姐姐撥通後，跟我母親聯繫上了：「喂，阿姨喔，伊今嘛在上班啦，妳毋免煩惱咧（他現在在上班，妳不用擔心）……」

講完這通電話，店裡的客人也漸漸多了，我跟大姐姐各自忙去，但我心裡卻怎麼也靜不下來了。

那天晚上，躺在床上思潮起伏，我應該要回家嗎？回到家後，要怎麼面對爸爸？他是否還想要打斷我的腿？還是我乾脆跟父母攤牌，繼續待在這裡工作，直到當兵回來再來打算？可是，我真的喜歡這份工作嗎？每天端盤子，跟店裡的廚師聊賭博、聊六合彩、聊女人，這是我想要的生活嗎？我還要一直忍受這件臭到不行的棉被、這狹小的空間，這瀰漫的惡臭、這糟糕的隔音嗎？我真的還要漫無目的地在這裡混下去嗎？

想了半天，還是無解，不想了！不想了！明天再做打算吧！

隔天，大姐姐跟我講了昨天那通電話，我才知道，母親非常憂心，一直在等我的消息，聽得我心中一陣酸楚，我想我至少該打個電話報平安，於是，鼓起勇氣撥了號。

在我離家出走半個月後，母親一聽到我的聲音，情緒馬上潰堤，止不住地嚎啕大哭起來。這是我長到這麼大以來，第一次聽到媽媽的哭聲，我為自己的不懂事深感虧欠，但口才不佳的我，卻完全語塞，說不出什麼安慰的話。

媽媽哭到最後，幾乎是用哀求的語氣，拜託我趕快回家，電話另一頭的我，忍不住也哭了。

我是那種「有淚不輕彈」的倔強男性，上小學後就幾乎沒哭過，就算被狠狠體罰，我也堅持絕不掉淚！即使有親人過世，我也可以忍住不哭，但是，此時此刻，我卻再也忍不住了，眼淚狂飆。

媽媽邊哭邊說：「你爸有交代啦，只要你回來，你要抽菸就抽菸，要工作就工作，要繼續念書就念書，什麼都行，只要你趕快回來就好了啦！」

我簡直不敢相信向來強勢的父親會說這種話，他為什麼要輕易放過我這個讓他丟臉的爛兒子？我怎麼還有臉回去？

因為我哭到泣不成聲，大姐見狀接過電話跟媽媽講，二個小時後，母親就搭著計程車出現在這家海產店門口來找我了。她和老闆談了一下，對照顧我的大姐道謝，便帶著我去宿舍收拾行李，她要帶我回家了。

在我離家之前，家人本來就打算要搬家，我回去時，新莊的家早已人去樓空，所有的家具都被搬去嘉義了，僅留下一件東西──一支電話。

我才知道，原來媽媽為了等我消息，不敢南下去嘉義，在我離家出走的這半個月，她一個人留在這個空蕩蕩的舊家，守著電話，一直在等我的消息……

我終於知道，原來這個家，仍有我的一席之地；原來無論發生什麼事，媽媽一直都會等著我回家的。

之後，母親打電話給父親，父親也從嘉義趕了上來，他沒有想要「打斷我的腿」，這件事就這樣過了。之後，父親也不再動不動就拿各種事情來教訓我了。我離家出走，固然是不對的，但是，某種程度，這也讓彼此都冷靜下來想一想，我們的親子關係到底發生了什麼問題？

還處在叛逆期的我，之後還是偶爾會犯錯，我也坦言，在這之後，還蹺了第二次家，那次的時間又更久了；不過，經過了許多風風雨雨，最後，我還是選擇了回家。

我家是很傳統的家庭，通常這種家庭的小孩，會選擇和父母同住的幾乎都是長子；不過，我們家卻不同，我的兄弟都到外地發展去了，最後跟父母同住的，是我這個曾經以為自己只是空氣、曾經想要一走了之的次子。

我跟父母的個性都很強悍，我不諱言，至今我們還是會有摩擦，但，每次衝突過後，我總是會想到二十幾年前的蹺家事件。它讓我確認了一件事：我永遠是這個家重要的一分子，我們仍彼此相愛。

特別是當上父親之後，我更能深刻體會母親當初失去我的心情：一個未成年的孩子，身上沒有錢，是要怎麼活下去？會不會像流浪狗一樣，得找垃圾桶裡的東西來吃？是睡在公園，還是睡馬路？會不會被歹徒拐去？或者更糟糕……已經發生不測？

經過了這麼多年，我仍然忘不了，母親在那通電話裡心碎的哭聲；也忘不了，當年看到空蕩蕩新莊舊家裡，只獨留下那一支電話的畫面，回想起這些往事，我就深深為自己當年的不懂事感到自責。

我希望我這輩子，都可以守護著我的父母，一如他們當初守護著我一樣。

【作者後記】

生命中的天使

教養蔡傑的這十多年來，我們遇過很多貴人，他（她）們是我和蔡傑生命中的天使，我深深感謝。

有些人，用他們的真實生命故事激勵我。

記得十二年前，蔡傑還不會說話，當時我對自閉症所知有限，對孩子的未來內心充滿擔憂，為了更瞭解自閉症，我去上過許多特教相關的研習課程，其中有一場讓我印象很深刻，那天的講師是一位重度自閉兒的父親，他是個精神科醫師，他的妻子以及當時已經三十多歲的孩子也有陪同出席。

他的妻子原本也是位醫師，但三十年前，為了孩子辭去醫師的工作，專心教養他們的自閉兒。所有自閉兒的父母都有同樣的憂心：孩子以後能不能自立？能不能有工作能力？

讓我們感到驚奇且安慰的是：這位自閉兒雖然語言的能力還是很有限，但目前不僅有在工作，而且還同時做三份！他之所以能夠發展得這麼好，除了因為醫師父母三十年來勤奮不懈的教導以外，跟他身處的學習環境也息息相關。當然，他也很幸運，到了職場上，有緣遇到願意接納身障人士的老闆。

那天在演講現場，醫師的自閉症兒子都安靜的坐在位置上，因為在美國成長，聽不懂國語，一句話也沒說；但他的存在本身，對同是自閉兒家長的我們就是一種激勵！我因此產生莫大的信心，暗暗立志：總有一天，我也要像這位醫師一樣，站出來述說蔡傑的故事。

而有些人，則是在我窘迫的時候，給我實質的援助。

我曾經是一個特殊兒家長互助會的組長，成員只有我一個人是爸爸，其餘都是媽媽，我辦了幾次活動，但我總覺得若光只是吃吃喝喝、互相傾訴、互相取暖，似乎沒有太大的建設性，我一直在想，到底要如何，才能做出比較有實質意義的事情？

當時，我還沒開始寫部落格，也毫無知名度，但我一直以來都有記錄孩子生活的習慣，累積到一定的文字量之後，也曾經整理成冊寄給幾家出版社，可是全都被退稿，沒有出版社願意幫我出版。後來我只好自掏腰包，找影印店自己影印裝訂成《蔡傑的故事》，一本一本發給我所能接觸到的人。

很多家長、老師、治療師、社工收到書之後，都很訝異且感動，有些熱心的人還會透過小額捐款支持我繼續印書，於是《蔡傑的故事》才有辦法一直「再版」（儘管「再版」數量不大），字數也越寫越多，這些願意援助我印書的人們，我也深深感激。

還有一些人，則是在我低潮的時候鼓勵我，給了我繼續走下去的勇氣。

我在互助會期間，因為另一場演講，結識了來自高雄博正發展中心的康主任（她目前已經退休了），她從高雄到嘉義來演講，除了自己負擔來回車資，而且還大方的把講師費全數捐出來給我們的互助團體當作基金。她來授課四次，每次都自掏腰包，大包小包帶著高雄名產給來聽課的家長享用，非常貼心。

當年，我正處於水深火熱、心力交瘁的情況下，而且，礙於傳統刻板印象，全職爸爸這個身分總是讓我倍感尷尬，但康主任彷彿已經能夠預見我的未來似的，總是鼓勵我說：「昭偉，你未來的成就，會來自你的孩子……」

過了兩年，她又主動來電關心我的狀況，聊了許久，她對我說：「以後你們父子的故事一定會傳播出去，這條路，你一定要持續堅持下去。」

康老師的言語彷彿帶有一種力量，鼓勵我繼續向前，在那個彷彿看不到盡頭的黑暗中，方向與鼓勵，對我而言真的很重要。

除了康主任以外，還有一位林老師，也帶給我極深遠的影響。

林老師是一位很資深的特教老師，她是蔡傑所就讀的第三所幼稚園的特教班級任老師。她是個非常認真、不假辭色的老師，我在學校陪讀期間不知道被林老師糾正了幾百次：「爸爸，你不要幫他弄，讓他自己來！」

有些老師會因為跟家長熟了以後，就妥協通融，但林老師性格一絲不苟，對於孩子的學習，她絕不輕易「放水」。學校午餐時間，我坐在孩子旁邊陪他用餐，蔡傑總是吃得一片狼藉，我若順手撿一下孩子掉的飯粒，或是想幫孩子拆開三明治的透明包裝，林老師就會不斷嚴肅地糾正我：「爸爸，你不要幫他弄，讓他自己來！」

蔡傑因為要做早療，有時候早上要趕到醫院，到校時間比較晚，錯過上課時間。林老師絕不會這樣就算了，直接放蔡傑跟同學一起去吃點心，而是會把孩子拖去紮紮實實補上一堂課，深怕孩子沒有學到東西。標準真的很嚴格，但這才是真正為孩子好。

學校的感覺統合教室裡有很多大型的道具，其中一項是「球池」，每個小朋友都喜歡在裡面玩，躲進去，探出來，你丟過來，我丟過去，即使是身障兒，也能玩得不亦樂乎，就只有蔡傑一個人不敢靠進球池。每次我抱他進去玩，他便開始掙扎、尖叫、吶喊、哭泣，想要逃脫出來。

我心裡很挫折，為什麼連這麼好玩的遊戲，你都不敢玩！特教生跟普通生相比已經是異類，而蔡傑居然還能成為異類中的異類，連玩都不會玩，我怎麼會生到這種的孩子？這像話嗎？

於是，每天放學後，小朋友都離開學校了，我便獨自一人帶孩子到感覺統合教室，陪孩子克服對球池的恐懼。那段時間，我們父子每天都是全班最晚離開學校的人，那真的是一段非常痛苦的歲月，我總是孤獨一個人無助地在訓練孩子，這一切，林老師其實都看在眼裡。

或許是願意進入學校陪讀的爸爸比較少見，林老師對我似乎特別照顧，還主動開口，把教室的資源、教材、教具，借我帶回家。只要林老師在課堂上發現蔡傑哪個精細動作有問題，放學後就會交給我一些適合蔡傑學習的玩具、教材或書籍：「爸爸，這個七巧板帶回去練習。」「這個雪花片，串珠……練好了，再拿來還。」她總是熱心提供各種建議，從來不擔心我會遺失或弄壞這些教材，為了不辜負林老師的苦心，我也很認真地教蔡傑，好盡快把教材還給學校。

「老師」說到底也是個受薪階級，下課以後按理說就「下班」了，家長的煩惱並不是她的義務，但林老師的用心程度，卻遠超過她的責任範圍，至今我還記憶猶新。

蔡傑在很小的時候就開始學游泳，也跟林老師有關。因為特教班的課程裡有游泳課，老師對我說：「我看你密集訓練蔡傑溜直排輪這麼有成效，那訓練他游泳也應該可以吧？

我們每天下午都帶蔡傑一起去游泳，先試試看！」

我面有難色，因為每天都要去游泳，一天要一百五十元，長期下來，對我來說實在是一筆不小的負擔。但林老師卻很「阿莎力」地說：「沒問題，我可以資助你，先讓蔡傑學會！」

我當然不好意思答應，不過，在這一次的談話以後，我倒是燃起了要讓蔡傑學會游泳的雄心，原本我只是期待蔡傑不要怕水就好了，但在林老師的期望下，我想要提高目標，挑戰這不可能的任務。

之後，除了星期三的水療課之外，假日我也會帶蔡傑去游泳。每次到游泳池訓練，都是待滿四小時才會出來，暑假時期不用上課，更是最佳的密集訓練時間。

距離老師第一次提到要讓蔡傑學游泳半年以後，我真的教會孩子游泳了，當我開心的編輯蔡傑的影片，想要將這份喜悅分享給林老師時，她卻離職了。我實在很懷念這位老師，她就像天使班每一個孩子的媽媽一樣，坦白說，我覺得有些親生媽媽都還做不到林老師這種程度。

林老師對孩子發自內心的關愛，以及恩威並施、很有原則的教育態度，深深影響了我。當年，她常常鼓勵我，多次語重心長的對我說：「爸爸，你現在做的事情，就是對孩子是最大的投資！」當時我只是很心急地想趕快把孩子教會，完全不懂老師的深意，心想我都沒在工作賺錢了，哪裡有什麼投資不投資的？我們這樣的孩子，還能指望他出人頭地嗎？

經過七年後，看到孩子一點一滴成長，生命不斷蛻變，我總算懂了。還有許多我跟蔡傑生命中的天使，我無法一一點名感謝，只能在心中默默祝福他（她）們一生平安，常有喜樂。

我和孩子儘管一路走來經歷了各種坎坷、不平順，但總是會適時出現一些貴人來指點相助。多年之後，我自己也站了出來，有機會可以分享，內心充滿了感恩，也期許自己能夠像那些幫助過我們的人一樣，成為某一個人或某一些生命中的天使，讓善的循環綿延不絕。

我的第一本書在二〇一二年出版，當時蔡傑表達能力很有限，九歲的他頂多只會簡單的一問一答，我們沒有向命運妥協，困境中依舊懷抱著希望，隔了六年，這是第二本書，如今的蔡傑也十五歲了，這次收錄了他的文章，代表著孩子的能力又往前跨了一步。

我們的故事是現在進行式，過程中並不是只有孩子進步，當爸爸的我也是一樣的，在第一本上市之前，我的演說每年只有個位數，之後慢慢地增加到十位數、百位數，因為孩子，我也克服了講話會結巴的問題，每一天都是新的開始，每一天都充滿著感恩的心。

用生命在影響生命的過程中，從孩子身上的特質我也慢慢領悟到：生活，越簡單越好，心靈，越乾淨越好，未來會如何？我不知道，但，我相信，善良的人，一定會跟善良的人相遇。

Love系列 021

這一刻，我們緊緊相依
地球人老爸與星星少年的成長日記

作　者—蔡昭偉（蔡傑爸）
文字整理—李翠卿
日　記—蔡傑
主　編—陳信宏
責任編輯—王瓊苹
責任企畫—曾俊凱
封面攝影—張國耀
封面設計—Hong Da

總 編 輯—李采洪
董 事 長—趙政岷
出 版 者—時報文化出版企業股份有限公司
一〇八〇一九臺北市和平西路三段二四〇號三樓
發行專線—（〇二）二三〇六六八四二
讀者服務專線—〇八〇〇二三一七〇五
（〇二）二三〇四七一〇三
讀者服務傳真—（〇二）二三〇四六八五八
郵撥—一九三四四七二四 時報文化出版公司
信箱—一〇八九九臺北華江橋郵局第九九信箱
時報悅讀網—http://www.readingtimes.com.tw
電子郵件信箱—newlife@readingtimes.com.tw
第二編輯部臉書—http://www.facebook.com/readingtimes.2
法律顧問—理律法律事務所 陳長文律師、李念祖律師
印　刷—紘億印刷有限公司
初版一刷—二〇一八年五月十一日
初版六刷—二〇二三年五月五日
定　價—新臺幣三二〇元
（缺頁或破損的書，請寄回更換）

時報文化出版公司成立於一九七五年，
並於一九九九年股票上櫃公開發行，於二〇〇八年脫離中時集團非屬旺中，
以「尊重智慧與創意的文化事業」為信念。

這一刻,我們緊緊相依：地球人老爸與星星少年的成長日記 / 蔡昭偉著；李翠卿文字整理；蔡傑日記. -- 初版. -- 臺北市：時報文化, 2018.05
面；　公分. -- (Love系列 ; 21)
ISBN 978-957-13-7403-1（平裝）
1.自閉症 2.親職教育 3.通俗作品

415.988　　107006167

ISBN 978-957-13-7403-1
Printed in Taiwan